FARBEN
ihre natürliche Heilkraft

Farben in ihrer Wirkung
auf unser Leben
wahrnehmen,
ihre Kraft nutzen –
Lebensenergie anregen.

Das GU Übungsbuch
für den schöpferischen
Umgang mit Farben
und ihre sinnvolle
Anwendung.

Klausbernd Vollmar

Für Vaja

von Clarotin

22. Juli 1999

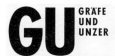
GRÄFE UND UNZER

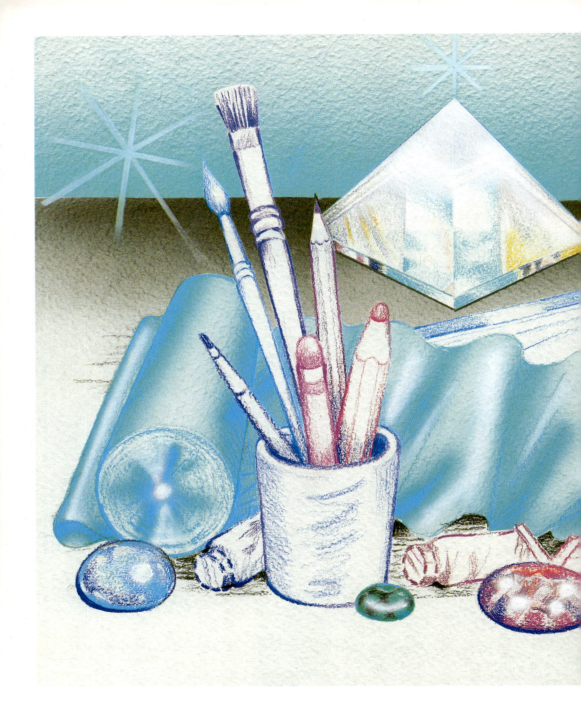

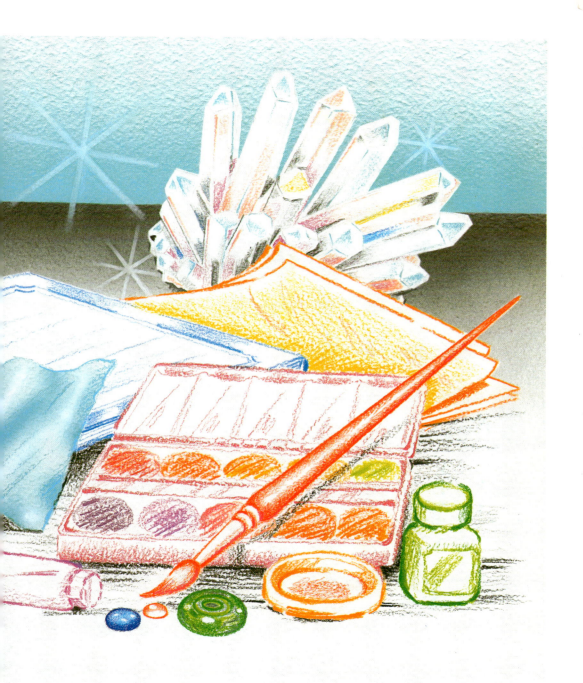

Klausbernd Vollmar
Studium der Germanistik und Philosophie. Diplompsychologe, Psychotherapeut, Heilpraktiker, Begründer und Leiter des Instituts für Analytische Körperarbeit in England; Praxis in England und Deutschland.

Wichtiger Hinweis
In diesem Buch sind Methoden beschrieben, mit deren Hilfe Sie die Kraft der Farben zur Anregung der Lebensenergie auf unterschiedliche Weise nutzen können. Diese Methoden können nicht dazu dienen, Krankheiten zu heilen; sie können nur begleitend zur ärztlichen oder zu einer alternativen Behandlung angewendet werden.
Beim Umgang mit technischen, vor allem stromführenden Geräten im Zusammenhang mit Farbheilmethoden ist dringend Vorsicht vor Unfällen geboten. Lassen Sie sich bitte im Fachhandel ausführlich über mögliche Gefahren, auch bei den Tauchfarben für Glühbirnen, beraten.
Ob und inwieweit Ihnen die Anwendung einer oder mehrerer der Heilmethoden helfen kann, Ihr Wohlbefinden zu heben oder leichte, vorübergehende Alltags-Beschwerden zu lindern, können nur Sie selbst in eigener Verantwortung entscheiden.

Die Deutsche Bibliothek – Cip-Einheitsaufnahme

Vollmar, Klausbernd:

Farben: ihre natürliche Heilkraft; Farben in ihrer Wirkung auf unser Leben wahrnehmen, ihre Kraft nutzen – Lebensenergie anregen; das GU Übungsbuch für den schöpferischen Umgang mit Farben und ihre sinnvolle Anwendung / Klausbernd Vollmar. – 2. Aufl. – München: Gräfe und Unzer, 1992
(Ganzheitlich leben)
ISBN 3-7742-1354-2

2. Auflage 1992
© 1991 Gräfe und Unzer GmbH, München
Alle Rechte vorbehalten. Nachdruck, auch auszugsweise, sowie Verbreitung durch Film, Funk und Fernsehen, durch fotomechanische Wiedergabe, Tonträger und Datenverarbeitungssysteme jeder Art nur mit schriftlicher Genehmigung des Verlages.

Redaktion: Doris Schimmelpfennig-Funke
Lektorat: Michael Kurth
Illustrationen: Elfie Vierck-Petschelt
Layout: Ludwig Kaiser
Umschlaggestaltung: Heinz Kraxenberger, Ludwig Kaiser
Herstellung und Satz (DTP): Felicitas Holdau
Reproduktionen: Gebr. Czech & Partner
Druck: Eberl GmbH
Bindung: Franz Kraus Druckverarbeitung

ISBN 3-7742-1354-2

Inhalt

6 Ein Wort zuvor
8 Über die Illustrationen

9 **Was sind Farben?**
9 »Was ist eine Farbe?«
11 Heilen mit Farben
12 Farben sind Schwingungen
13 Das Modell der »Schwingungsresonanz«
14 Farben – Spiegel unserer selbst
14 Farben in der Alchimie
15 Goethes Farbenlehre
17 Malübung: Eine Farbe entscheidet sich
18 Zur »Psychologie« der Farben
19 Übung: Farben und unsere Gefühle
21 Die Symbolkraft der Farben
23 Die Heilkraft der Farben

25 **Die drei Grundfarben Gelb, Rot, Blau**
26 Die Grundfarben in der Übersicht
27 Die Farbe Gelb
27 Gelb in der Alchimie
28 Gelb in der Psychologie
28 Gelb – eine »weibliche« Farbe
29 Gelb in der Mode
29 Zwei Seiten von Gelb
30 Empfehlungen für die Praxis
33 Die Farbe Rot
33 Rot in der Alchimie
34 Rot in der Psychologie
34 Rot – Farbe des Todes
34 Rot – eine magische Farbe
36 Empfehlungen für die Praxis
39 Die Farbe Blau
39 Blau – Farbe der eigenen Mitte
40 Blau – Symbol der Seele
41 Empfehlungen für die Praxis

44 **Die Praxis des Farbheilens**
44 Lichtfarben und Flächenfarben
45 »Aktive« und »passive« Methoden
45 So wählen Sie »Ihre« Farbe
48 Das Malen
48 Zur Vorbereitung
49 »Sprechen« Sie mit Ihren Farben
50 Malen Sie ein Bild
51 Träume malen
51 Zur Psychologie des Malens
53 Die Farb-Bedeutungen in der Übersicht
55 Das Visualisieren
56 Übung: Den Farbkreis visualisieren
57 Visualisieren bei Beschwerden
58 Die Farblichtbestrahlung
58 Das brauchen Sie für die Praxis
59 So führen Sie die Bestrahlung aus
60 Bestrahlung des Badewassers
61 Die Kleidung
63 Die Farbumgebung
63 Eine wirkungsvolle »Methode«
64 Eine Wahrnehmungsübung
65 Gestaltung des Wohn- und Arbeitsbereichs
66 Farbige Lebensmittel
68 Edelsteine
69 Anwendung der Edelsteine

71 **Zum Abschluß**

72 **Zum Nachschlagen**
72 Sachregister
80 Bücher, die weiterhelfen
80 Adressen, die weiterhelfen

Ein Wort zuvor

Farben gehören in unser Leben; sie umgeben uns Tag für Tag. Sie sind so sehr Bestandteil unserer Umgebung, daß wir sie in der Regel erst dann bewußt wahrnehmen, wenn sie – wie beim Kauf von Bluse oder Hemd, bei der Wahl einer neuen Tapete, an einer Verkehrsampel, wie die Wiesenblumen im Sommer und das bunte Herbstlaub – »plötzlich« zu leuchten beginnen.

Natürlich haben wir alle eine Lieblingsfarbe und Farben, die wir nicht so gerne mögen; natürlich wählen wir »unsere« Farbe für Kleidung, Schmuck, Wohnung, Auto. Daß aber Farben auch einen direkten Bezug zu uns haben, daß sie eine natürliche Heilkraft für uns besitzen, mag zunächst befremdlich sein. Und doch ist es so.

Farben können heilen im Sinne von Heilwerden, im ganzheitlichen Sinn also. Farben können uns helfen, zur Harmonie von Körper, Seele und Geist zu finden. Allerdings erst dann, wenn wir gelernt haben, sie bewußt wahrzunehmen, wenn wir ihre Wirkung erfahren und die einfachen Möglichkeiten, sie für uns zu nutzen, kennen-gelernt haben.

Farben bewußt wahrnehmen

Anliegen dieses Buches ist es deshalb zunächst, Ihre bewußte Wahrnehmung von Farben zu wecken und Sie hinzuführen zu dem Versuch, das Wesen der Farben zu begreifen. Ein Versuch mag es bleiben, denn Sie werden erfahren, daß Farben vielschichtige, auch widersprüchliche Erscheinungen sind:

- Alt wie die Erde, erleben wir die Farben doch jeden Tag neu; sie sind Ausdruck und Spiegel der persönlichen Gefühle eines Menschen und gleichermaßen Symbole allgemeingültiger, objektiver Zusammenhänge des Lebens. Wissenschaftlich als Schwingung erklärbar, bleiben sie doch »ungreifbar« wie die menschliche Seele.
- Mit Hilfe einfacher Wahrnehmungs- und Malübungen können Sie die »Eigenbewegung« einer Farbe nachvollziehen, aber auch deren Wirkung auf Ihre körperliche und Ihre geistig-seelische Verfassung deutlich empfinden.

Wenn Sie ein eher gehemmter Mensch sind mit dem Bedürfnis, sich mitzuteilen, werden Sie eine gewisse Sehnsucht nach dem strahlenden Gelb spüren; sind Sie innerlich unruhig, werden Sie das beschützende, beruhigende Blau bevorzugen.

• Jede Farbe besitzt ein reiches Bedeutungsspektrum, das die unterschiedlichen Anwendungen und Funktionen in vielen Bereichen des Lebens umfaßt.

All diese Bedeutungen spielen bei der Anwendung einer Farbe eine Rolle. Zur ausführlichen Beschäftigung und Auseinandersetzung stelle ich Ihnen die drei Grundfarben Gelb, Rot und Blau vor, die Sinnbild sind für die Einheit des Menschen von Körper (Rot), Geist (Gelb) und Seele (Blau).

Die Kraft der Farben nutzen

Auf diese Weise vorbereitet, können Sie die heilende Kraft der Farben sinnvoll für sich nutzen. Mit Hilfe der ausführlich beschriebenen Methoden – von der bekannten »Methode« des Malens über die Farbvisualisierung und die Farblichtbestrahlung bis hin zur Anwendung von Edelsteinen – können Sie die Kraft der Farben bewußt einsetzen, um sich im Alltag wohler zu fühlen, um seelische Verstimmungen auszugleichen oder leichtere körperliche Beschwerden zu lindern.

Da jeder von uns Farben auf die ihm eigene Weise wahrnimmt, da die Empfindungen, die sie jeweils in uns auslösen, durchaus unterschiedlich sein können, sollten Sie bei der Anwendung einer Farbe sich stets Ihres eigenen Zustands bewußt sein. Bedenken Sie, daß die besondere Kraft einer Farbe, sehen wir uns einmal als »Sender«, von uns als verschieden geartete »Empfänger« in jeweils eigener Weise aufgenommen wird: Das Spezifische einer Farbe trifft auf das Individuelle in uns.

Ein einfaches Beispiel mag dies erläutern: Ein leicht erregbarer Mensch, der zudem vielleicht zu hohem Blutdruck neigt, sollte nicht mit Rot arbeiten – diese Farbe erhöht Erregbarkeit und Blutdruck eines dazu veranlagten Menschen.

Nehmen Sie sich selbst wahr

Es ist also wichtig, daß Sie in der praktischen Auseinandersetzung, im schöpferischen Umgang mit einer bestimmten Farbe Ihren Empfindungen und Ihren jeweiligen Bedürfnissen Aufmerksamkeit schenken. Je länger Sie sich in dieser Weise achtsam mit Farben beschäftigen, desto leichter wird es Ihnen fallen, sich selbst dabei bewußt wahrzunehmen. Nur so können Sie Farben für sich nutzbar machen.

Über die Illustrationen

Anregung zum eigenen Tun

Die Illustrationen dieses Buches, für die Autor und Verlag Elfie Vierck-Petschelt herzlich danken, mögen Sie bei Ihrer Beschäftigung mit Farben anregen zu eigenem Tun – sie sind ausnahmslos mit Hilfe von Pinsel, Farbstiften und Kreiden entstanden.

Die farbigen Kleckse auf der vorderen Umschlaginnenseite machen auf den ersten Blick die »Eigenbewegung« der einzelnen Farben deutlich, während Ihnen die Farben Rot, Gelb und Blau auf den Seiten 31, 35 und 43 helfen können, ihre Wirkung zu erfahren. Die Farbverläufe auf den Seiten 78 und 79 zeigen Ihnen, wie viele – und noch mehr – verschiedene Nuancen eine Farbe haben kann, während der Farbkreis auf der hinteren Umschlaginnenseite Ihnen hilft, die Entwicklung von einer zur nächsten Farbe, das Einander-Zuwachsen der Farben zu erkennen. Die Skizze auf den Seiten 2 und 3 schließlich mag Sie dazu anregen, möglichst bald mit Farben und dem Farbheilen Ihre ersten praktischen Erfahrungen zu machen.

Was sind Farben?

*»In dem Augenblick, da ich über die Farbe nachdenke,
Begriffe bilde, Sätze setze, zerfällt ihr Duft,
und ich halte nur ihren Körper in meinen Händen.«*
Johannes Itten

Dieser Satz des Bauhaus-Lehrers beschreibt die Schwierigkeit, die jedem begegnet, der sich mit der Welt der Farben auseinandersetzen und sie verstehen möchte: Wir können die Farben nicht mit unserem Verstand erfassen; so sehr wir uns auch bemühen – eine eindeutige Antwort auf eine so einfache Frage wie »Was ist eine Farbe?« ist nur schwer zu finden.

»Was ist eine Farbe?«

Machen Sie doch einmal einen kleinen Versuch:
Nehmen Sie einen ausgesprochen farbigen Gegenstand zur Hand – das Bild eines berühmten Malers, eine Vase, eines Ihrer Kleidungsstücke – und betrachten Sie ihn. Versuchen Sie, die Farben wirklich wahrzunehmen. Fragen Sie sich dann, was Sie unter dem Begriff »Farbe« verstehen. Versuchen Sie, eine eindeutige Antwort zu finden.
Können Sie mit Hilfe Ihrer Augen, Ihrer Wahrnehmung die Farben, die Sie vor sich haben, wirklich in sich aufnehmen? Finden Sie eine Antwort, die Sie wirklich befriedigt? Oder fällt Ihnen beispielsweise nur ein, daß Farben physikalische Phänomene sind?
Ich habe diese kleine »Aufgabe« an den Anfang dieses Buches gesetzt, um Ihnen eines zu verdeutlichen: Farben sind keine eindimensionalen Erscheinungen. Sowohl von ihrer Wirkung als auch von ihrer Bedeutung her bergen sie unterschiedliche Ebenen und Dimensionen in sich, die wir niemals vollständig begreifen können.
Farben sind wie Töne eine der »Ursprachen« der Welt, deren »Botschaften« über Jahrtausende tief in unser Inneres gesunken sind. Bestimmte Farben lösen spontan in uns Furcht, Freude oder Erregung aus; andere beruhigen uns. Durch Farben können wir unsere Gefühle ausdrücken, oder wir verwenden sie, um bestimmte »Inhalte« des

Farben sind vielschichtige Erscheinungen

»Wir empfinden große Freude an der Farbe«

Lebens zu versinnbildlichen wie den Tod durch die Farbe Rot. Wir können Farben nur aus physikalischer Sicht betrachten und ihnen jeweils einen bestimmten »Schwingungswert« zuweisen. Gleichzeitig benutzen wir Farben – heute wie früher – zu alltäglichen Zwecken. Wir verlassen uns auf ihre Wirkung, wenn wir gelb, rot oder blau gewandet einer wichtigen Einladung folgen; wir gehorchen ihnen, wenn wir nur bei Grün über die Straße gehen; wir brauchen sie, wenn wir unser Schönheitsempfinden ausdrücken möchten. Oder wie Goethe schrieb, empfinden wir *»im allgemeinen eine große Freude an der Farbe. Das Auge bedarf ihrer, wie es des Lichts bedarf. Man erinnre sich der Erquickung, wenn an einem trüben Tage die Sonne auf einen einzelnen Teil der Gegend scheint und die Farben daselbst sichtbar macht«*.
So spannt die Welt der Farben einen weiten Bogen, dessen eines Ende mit dem Entstehen unserer Welt verbunden ist, dessen anderes Ende in unserem täglichen Leben wurzelt. Die Farben sind uns also nichts Fremdes, sie gehören in unser aller Leben und sind unabdingbarer Teil unseres Selbstverständnisses.

Heilen mit Farben

Die umfassende Bedeutung der Farben für uns, gleichsam ihre Verwandtschaft mit uns, ist der Grund dafür, daß die bewußte Beschäftigung, unser bewußter Umgang mit ihnen einen so wohltuenden Einfluß, eine durchaus heilende Wirkung auf uns ausübt.

Farben können uns wieder »ganz und rund« werden lassen und uns zu uns selbst führen. Schon als Kinder haben wir stundenlang selbstversunken gemalt, haben die Welt um uns vergessen und uns an den Farben erfreut. Dieses kindliche Malen war unser erster natürlicher Versuch, uns mit Hilfe der Farben zu heilen. In der Welt der Farben konnten wir Ängste und verdrängte Gefühle ausdrücken, die wir nicht zu zeigen wagten, und uns so wieder ins Gleichgewicht bringen – was der ursprünglichen Bedeutung von Heilen im Sinne eines Ganzwerdens entspricht.

Inneres Gleichgewicht gewinnen

Farben bilden eine Brücke zwischen den unterschiedlichen »Teilen« unseres Menschseins; sie helfen uns, unsere ursprüngliche Einheit von Körper, Seele und Geist wiederzugewinnen und unser Lebensgefühl zu verbessern.

Über diese Wirkung hinaus können wir sie aber auch dafür einsetzen, leichtere Beschwerden wie eine Erkältung oder Schlafstörungen zu lindern, augenblickliche Verstimmtheiten auszugleichen oder eine momentane geistige Verwirrung zu klären.

Leichtere Beschwerden lindern

Mit Hilfe verschiedener Heilmethoden, die ich Ihnen vorstelle (→ Seite 44), werden Sie diese zweifache Heilwirkung von Farben – die Verbesserung unseres allgemeinen Lebensgefühls und den lindernden Einfluß bei Beschwerden sowohl körperlicher als auch geistig-seelischer Art – erfahren können.

Bevor Sie jedoch Ihre Praxis des Farbheilens beginnen, möchte ich Ihnen in den folgenden Kapiteln einige Ursachen der Heilwirkung von Farben kurz erläutern. Denn aus dem Verständnis dessen, auf welche Weise die Farben auf uns wirken, werden Sie mit den verschiedenen Heilmethoden besser umgehen können.

Farben sind Schwingungen

Der englische Physiker Isaac Newton (1643 bis 1727), ein Gelehrter ersten Ranges, der auf vielen Gebieten der Naturwissenschaft wichtige Entdeckungen gemacht hat, untersuchte als erster die Beschaffenheit und die Eigenschaften des Lichts.

Lichtbrechung im Prisma

Durch verschiedene physikalische Experimente entdeckte er, daß weißes Licht – das Sonnenlicht beispielsweise – beim Durchgang durch ein Prisma sich in unterschiedlich leuchtende Farben bricht. In vergleichbarer Weise entsteht auch ein Regenbogen, indem sich das Sonnenlicht in den »Prismen« der Regentropfen bricht.

Eine weitere Entdeckung Newtons war es, daß jede dieser »Spektralfarben« eine eigene Schwingung, somit eine unterschiedlich hohe Energie ausstrahlt. Diesen Vorgang können Sie sich veranschaulichen, wenn Sie sich einmal die Wellen des Meeres vorstellen: Hohe Wellen besitzen eine unvergleichlich größere Kraft, das heißt eine bei weitem höhere Schwingungsenergie als niedrige Wellen. In ähnlicher Weise schwingt jede Farbe mit einer anderen Kraft, mit einer jeweils unterschiedlichen Energie.

Schwingungen senden Energie aus

Diese Entdeckungen Newtons bildeten aber nur den Anfang für eine Reihe weiterer Untersuchungen, die die Eigenschaft der Farben, Schwingungsenergie auszusenden, umfassender beleuchteten. Denn die physikalisch meßbaren Schwingungen einer Farbe bilden nur einen Ausschnitt aus deren gesamtem Schwingungsbereich, der heute durch komplizierte elektronische Meßgeräte vollständig nachgewiesen werden kann.

Der englische Farbforscher Theo Gimbel zum Beispiel verglich die Schwingungsenergie der Farben mit der von Tönen. Er fand heraus, daß Farben eine höhere Schwingungsenergie als Töne besitzen, somit eine größere Wirksamkeit als Töne, eben auch als das gesprochene Wort aufweisen.

Das Modell der »Schwingungsresonanz«

Wenn wir uns also fragen, wie die Farbheilung bei den unterschiedlichen Methoden funktioniert, mag uns das Modell der »Schwingungsresonanz« helfen:

Der menschliche Organismus sendet stets bestimmte Schwingungen aus wie auch jede Farbe. Durch die »Kirlian-Fotografie«, ein besonderes Verfahren des Fotografierens, kann dieses Schwingungsfeld des Menschen – auch seine Aura genannt – für das Auge sichtbar gemacht werden. Die Schwingungen der Farbe und des Menschen beeinflussen und überlagern sich gegenseitig, wenn sie miteinander in Berührung kommen. Zum Beispiel sendet ein erregter Mensch eine höhere Energie aus als ein zufriedener. Wenn jener sich nun mit der Farbe Rot umgibt, wird seine Erregung verstärkt, da die Energie dieser Farbe gewissermaßen der Energie der Erregung entspricht, somit diese erhöhen kann. Die Farbe Blau hingegen wird diesen Menschen beruhigen, da deren Schwingungen die Erregungsenergie dämpfen.

Durch ihre Eigenschaft, Energie auszusenden, wirken Farben auf unseren gesamten Organismus, auf unser körperliches und geistig-seelisches Befinden – auch ohne daß wir sie sehen, also mit Hilfe unserer Augen wahrnehmen. Dies wirkt sich vor allem bei der farblichen Gestaltung Ihres Wohn- und Arbeitsbereichs aus (→ Seite 63). Ein blau gestrichenes Schlafzimmer läßt Sie beispielsweise ruhiger schlafen, obwohl Sie die blaue Farbe während des Schlafs nicht sehen können.

Wenn Sie also mit einer bestimmten Farbe arbeiten, achten Sie bitte immer auf Ihren eigenen Zustand, und fragen Sie sich stets, was Sie durch die Farbbehandlung erreichen möchten.

Überlagerung und Beeinflussung

Farben – Spiegel unserer selbst

Die Farben aber einzig als schwingende Erscheinungen zu betrachten, läßt das Farbempfinden des Menschen ebenso unberücksichtigt wie »die Erquickung«, von der Goethe schrieb.
Auch Goethe war durch die Entwicklung seiner Farbenlehre ein »Pionier«, allerdings auf einem völlig anderen Gebiet der Farbforschung als Newton.

Über den »Newtonschen Irrtum«

Für Goethe können die Farben nicht vom Menschen getrennt betrachtet und untersucht werden, da sie Spiegel sind für alle Ebenen seines Seins. Die Farben nur als abstrakte, mit Hilfe unserer Sinne also nicht wahrnehmbare Schwingung zu beschreiben, bezeichnete Goethe schlichtweg als Irrtum. So bemerkte er einmal in seiner ironischen Art: *»Der Newtonsche Irrtum steht so nett im Konversationslexikon, daß man die Oktavseite nur auswendig lernen darf, um die Farbe fürs ganze Leben loszusein.«*

Farben in der Alchimie

Goethe besaß eine ganzheitliche, alchimistische Weltsicht, unter deren Blickwinkel die Innenwelt des Menschen stets untrennbar mit seiner Außenwelt verbunden ist. Innen- und Außenwelt bilden gleichsam Vorder- und Rückseite »einer Münze« – das Ich des Menschen. Alles, was der Mensch in seiner Außenwelt vorfindet, ist nichts anderes als ein Reflex, ein Spiegelbild seiner inneren Welt. So vermag er in der äußeren Welt nichts anderes zu erkennen, als das, was in ihm, und was er selbst ist – »Wie innen, so außen« lautet einer der wichtigsten Grundsätze der Alchimie.

»Wie innen, so außen«

Wenn ein Mensch sich dessen vollkommen bewußt wird, kann er das Ziel der alchimistischen Wissenschaft erreichen: unedle Stoffe wie Blei oder Eisen in edle Stoffe wie Silber oder Gold verwandeln. Wenn einem Alchimisten dieser Umwandlungsprozeß gelingt, hat er damit nach wörtlichem Verständnis der alchimistischen Weltsicht zugleich das eigentliche, »verborgene« Ziel der Alchimie erreicht – nämlich sich selbst von einem »unreinen« zu einem »reinen« Menschen verwandelt.

Symbole archaischer Kräfte

Die wichtige Bedeutung, die den Farben in der Alchimie zukommt, ergibt sich aus dieser Zielsetzung. Bestimmte Farben gelten als »Wegmarken«, als Symbole archaischer, also ursprünglicher Kräfte oder Prinzipien wie das Männliche/Weibliche, das Geistige oder das tierisch Triebhafte, die einzelnen Stadien der Umwandlung entsprechen. Der Schüler dieser Wissenschaft muß diese Kräfte nach und nach an sich erfahren und zu nutzen wissen, wobei ihm die Vorliebe für eine bestimmte Farbe jeweils anzeigt, auf welcher Entwicklungsstufe er sich befindet. Zugleich kann ihm das Arbeiten mit dieser Farbe dabei helfen, seinen Fortschritt zu befördern.

Goethes Farbenlehre

Auch heute noch gültig

Aus dieser Weltsicht heraus entwickelte Goethe seine Farbenlehre, deren wichtigster Teil – »Über die sinnlich-sittliche Wirkung der Farben« – auch heute uneingeschränkt Gültigkeit besitzt. Mit diesem Teil der Farbenlehre begründete Goethe den heute ausgedehnten Wissenschaftszweig der Farbpsychologie. Er gilt darüber hinaus als Vater der anthroposophischen Farbbetrachtung – einem Teilgebiet der Anthroposophie, der Lehre, die sich mit der Beziehung des Menschen zur übersinnlichen Welt befaßt. Und er gilt als geistiger Urheber der Kunstschule des Bauhauses – einer revolutionierenden Kunstbewegung zu Beginn unseres Jahrhunderts. Zudem hinterließ Goethe eine Reihe von »Farbbeurteilungen«, die inzwischen in unserem täglichen Sprachgebrauch wie selbstverständlich verankert sind – beispielsweise wenn wir bei Gelb, Rot und Orange von warmen, bei Blau, Türkis und Violett von kalten Farben sprechen.
Ich möchte Ihnen aus Goethes Farbenlehre einige Passagen zitieren, so daß Sie sich selbst ein Bild von seiner Denkweise machen können.

»Entstehen der Farbe und sich entscheiden sind eins. Wenn das Licht mit einer allgemeinen Gleichgültigkeit sich und die Gegenstände darstellt und uns von einer bedeutungslosen Gegenwart gewiß macht, so zeigt sich die Farbe jederzeit spezifisch, charakteristisch, bedeutend.

Im allgemeinen betrachtet entscheidet sie sich nach zwei Seiten. Sie stellt einen Gegensatz dar, den wir eine Polarität nennen und durch ein Plus und Minus recht gut bezeichnen können.

Plus	Minus
Gelb	*Blau*
Wirkung	*Beraubung*
Licht	*Schatten*
Hell	*Dunkel*
Kraft	*Schwäche*
Wärme	*Kälte*
Nähe	*Ferne*
Abstoßen	*Anziehen«*

Soweit dies Zitat aus Goethes Farbenlehre.
Daß eine Farbe sich für eine bestimmte »innere Haltung« entscheiden kann, mag für uns, die wir eher von dem Newtonschen oder dem naturwissenschaftlich-analytischen Denken geprägt sind, seltsam klingen. In der folgenden, kurzen Übung können Sie diese »Entscheidung einer Farbe« selbst erleben. Diese Übung ermöglicht es Ihnen auch, den Ansatz der Goetheschen Betrachtungsweise nachzuvollziehen, indem Sie das Wechselspiel zwischen Ihren Empfindungen und den Farben, die Sie malen werden, achtsam beobachten.

Vollziehen Sie den Ansatz Goethes nach

Malübung: Eine Farbe entscheidet sich

Legen Sie sich einen Bogen Papier und Malzeug zurecht – Sie können mit Buntstiften oder mit wasserlöslichen Farben malen.
Malen Sie jetzt nebeneinander drei beliebig geformte Farbflecken auf das Papier (→ vordere Umschlaginnenseite). Den ersten Fleck malen Sie gelb, den zweiten rot, den dritten blau. Nun schauen Sie sich diese drei Farben – auch Grund- oder Primärfarben genannt – genau an.

Gelb strahlt aus

Sie werden bemerken, daß der gelbe Farbfleck die Tendenz zum Ausstrahlen besitzt und nach vorne, auf den Betrachter zu tritt – entsprechend der zentrifugalen, vom Mittelpunkt wegstrebenden Bewegung der gelben Farbe.

Blau zieht nach innen

Der blaue Fleck dagegen grenzt sich deutlich nach außen hin ab; er strahlt nach innen und zieht den Betrachter ins Bild hinein – entsprechend der zentripetalen, zum Mittelpunkt hinstrebenden Bewegung der blauen Farbe. Aus diesem Grund wurden bis zur Zeit der Renaissance, in der sich die Linienperspektive durch Leonardo da Vinci durchsetzte, die Bildhintergründe immer bläulich gestaltet; die blaue Farbe sollte den Betrachter ins Bild hineinziehen, und jenem Raum und Tiefe verleihen.

Rot bleibt bei sich

Der rote Farbfleck hingegen weist eine Bewegung in sich auf, er strahlt weder nach außen noch nach innen, sondern bleibt bei sich.
Von diesen Eigenschaften der drei Grundfarben her (→ auch Seite 25) wird seit der Zeit der griechischen Klassik das ausstrahlende Gelb als Symbol des Geistes und des Lichts, das nach innen führende Blau als Symbol der Seele und der Finsternis, auch des Unbewußten und Unbekannten, das eher um sich selbst kreisende Rot als Symbol des Körpers und des Lebens angesehen.
Je reiner Sie diese drei Farben gemalt haben, desto deutlicher werden Sie deren Entscheidung zu einem bestimmten Verhalten wahrnehmen. Für Ihre eigene Praxis, wenn Sie zu malen beginnen (→ Seite 48), mag diese kurze Betrachtung der drei Grundfarben eine wertvolle Hilfe sein. So können Sie beispielsweise aus der jeweiligen Entschiedenheit, Reinheit oder Strahlkraft der Farben, mit denen Sie Ihr Bild gemalt haben, auf Ihre innere Befindlichkeit schließen, auf Ihre augenblickliche Entschiedenheit, Ihre »Strahlkraft«.

Zur »Psychologie« der Farben

Aus der spiegelgleichen Wechselwirkung zwischen Mensch und Farbe, aus der Gleichheit von Eindruck und Ausdruck ergibt sich beinahe von selbst, daß die Farben, die in unvergleichlicher Weise unsere Stimmungen, Gefühle, unseren inneren Zustand ausdrücken, uns auch zu beeinflussen vermögen.

Farben beeinflussen unser Gefühl

Diesen Nutzen der Farben, zugleich Diagnose und Therapie für unsere Seele zu sein, heute das »Handwerkszeug« eines jeden Farbpsychologen, bereitete Goethe unter anderem durch folgende Ausführungen vor:

»Die Farben, die wir an Körpern erblicken, sind nicht etwa dem Auge ein völlig Fremdes, wodurch es erst zu dieser Empfindung gleichsam gestempelt würde; nein. Dieses Organ ist immer in der Disposition, selbst Farben hervorzubringen, und genießt einer angenehmen Empfindung, wenn etwas der eigenen Natur Gemäßes ihm von außen gebracht wird, wenn seine Bestimmbarkeit nach einer gewissen Seite hin bedeutend bestimmt wird.

Aus der Idee des Gegensatzes der Erscheinungen, aus der Kenntnis, die wir von den besondern Bestimmungen desselben erlangt haben, können wir schließen, daß die einzelnen Farbeindrücke nicht verwechselt werden können, daß sie spezifisch wirken und entschieden spezifische Zustände in dem lebendigen Organ hervorbringen müssen.

Eben auch so in dem Gemüt. Die Erfahrung lehrt uns, daß die Farben besondere Gemütsstimmungen geben.

Identifikation mit der Farbe

Diese einzelnen bedeutenden Wirkungen vollkommen zu empfinden, muß man das Auge ganz mit einer Farbe umgeben, zum Beispiel ganz in einem einfarbigen Zimmer sich befinden, durch ein farbiges Glas sehen. Man identifiziert sich alsdann mit der Farbe; sie stimmt Auge und Geist mit sich unisono.«

Die Farben gehören also sowohl zu unserer Innenwelt als auch zur Außenwelt; sie sind subjektive Sinnesempfindungen, zugleich wohnt ihnen etwas Objektives inne. So schreibt Gerhard Ott in seiner Einleitung zu Goethes Farbenlehre: »Obzwar auf dem subjektiven Schauplatz *der menschlichen Seele entstanden, lebt in diesen verbindenden Ideen dennoch der Seinsgehalt der Welt in voller Objektivität auf.«*

Das wahre Wesen der Farbe können wir über die schöpferische Idee erfassen, die uns von den Urgegensätzen Licht und Finsternis zu der Gesetzmäßigkeit der Farben zu führen vermag. Dabei sollte die Erkenntnis nicht allein vom Verstand bestimmt sein, sie muß vielmehr das beteiligte Gefühl voll einschließen. Denn nur so kann dem Menschen die ganzheitliche Wirkung der Farben zuteil und ihm seine eigene Einheit von Körper, Seele und Geist bewußt werden.

Verstand und Gefühl sind beteiligt

Ich möchte Ihnen vorschlagen, diese Bedeutung der Farben wieder mit Hilfe einer kurzen Übung praktisch zu erfahren.

Übung: Farben und unsere Gefühle

Die beiden Teile dieser Übung können Ihnen den engen Zusammenhang verdeutlichen, der zwischen den Farben und Ihren tiefen Gefühlen besteht. Sie werden erfahren, daß Farben paßgenau einen bestimmten Seeleninhalt oder eine konkrete Gemütsstimmung wiedergeben, Ihnen aber auch verborgene, weil vielleicht verdrängte oder nicht zugelassene Gefühle bewußt machen können. So kann die psychologische Auseinandersetzung mit den Farben unsere Selbsterkenntnis vertiefen. Bevor Sie beginnen, legen Sie sich bitte Schreibzeug bereit.

Antworten Sie spontan

• Welches ist Ihre Lieblingsfarbe?
Überlegen Sie bitte nicht allzu lange, sondern antworten Sie spontan. Diese Farbe muß keine der drei Grundfarben Gelb, Rot oder Blau sein oder Schwarz, Weiß. Vielleicht ist eine bestimmte Mischfarbe Ihre Lieblingsfarbe, oder eine, die vielfältige Schattierungen aufweist. Wenn Sie Ihre Farbe gefunden haben, versuchen Sie, sie so genau wie möglich zu beschreiben – tun Sie dies am besten schriftlich. Verwenden Sie für die Beschreibung Ihrer Lieblingsfarbe alles, was Ihnen einfällt – Begriffe, Bilder, Erfahrungen. Wenn Sie Ihre Beschreibung fertig haben, lesen Sie sie in Ruhe durch. Erkennen Sie darin Wünsche, Sehnsüchte und Bedürfnisse, die Sie haben, oder Eigenschaften und Fähigkeiten, die Sie gerne hätten? Nehmen Sie sich Zeit, darüber nachzudenken.

Zur Geschichte einer Farbe

Berücksichtigen Sie aber auch, daß das Farbempfinden in einem historischen Zusammenhang steht, der durch jede Farbe hindurch wirkt. Die Farbe Rot beispielsweise, vor allem das Purpurrot, war lange Zeit die Farbe des Adels und der Reichen. Heute gilt es als Farbe der Liebe und der Leidenschaften. Seitdem die Jakobiner 1792 Rot zu ihrer Freiheitsfarbe erklärten, gilt es bis heute als Farbe des Sozialismus und des Kommunismus.

In der Regel drückt die Lieblingsfarbe, die ein Mensch hat, sein Selbstideal aus, also das, was er gerne sein möchte. Eine Hilfe, um Ihre Lieblingsfarbe zu deuten, können Ihnen die Tabelle auf Seite 54 und die Beschreibungen der drei Grundfarben (→ Seite 25) sein.

Beobachten Sie Ihre Empfindungen

• Wie fühlen Sie sich in einem weißen Raum?
Schließen Sie die Augen. Stellen Sie sich so genau wie möglich vor, Sie befänden sich alleine in einem völlig weißen Raum. Wenn Sie dieses Bild vor Ihrem inneren Auge haben, lassen Sie es eine Weile auf sich wirken. Nehmen Sie das Weiß des Raumes deutlich wahr, aber auch, daß Sie alleine sind. Beobachten Sie, wie Sie sich fühlen. Anschließend öffnen Sie die Augen wieder und schreiben spontan nieder, wie Sie sich in der Vorstellung gefühlt haben. Lassen Sie dabei Ihren Gedanken freien Lauf. Falls mit Ihrer Vorstellung des weißen Raumes Unwohlsein und Mißbehagen verbunden waren, kann Ihnen die Beschreibung Ihrer Gefühle ein Führer zu Ihren tiefsten Ängsten sein. Nehmen Sie sich Zeit, auch hierüber in Ruhe nachzudenken.
Haben Sie sich aber bei der Vorstellung des weißen Raumes wohl und sicher gefühlt, sind Ihnen meditative Zustände, in denen Sie ruhig bei sich selbst bleiben, sicher nicht fremd.

Beide Teile dieser Übung können Sie in jedem Fall die enge Verbindung der Farben mit Ihrem Unbewußten deutlich empfinden lassen. Wenn Sie also schließlich Ihre Praxis der Farbbehandlung beginnen, vor allem dann, wenn Sie malen (→ Seite 48) oder Farben visualisieren (→ Seite 55), sollten Sie stets dieser Verbindung gewahr bleiben und auf jede Regung Ihres Inneren, die sich in den gewählten Farben ausdrückt, sorgsam achten.

Die Symbolkraft der Farben

Über die Verbindung zu dem Unbewußten eines jeden Menschen hinaus, haben die Farben aber auch eine wichtige Bedeutung für die tiefer gelegenen Schichten des Unbewußten – für das »kollektive Unbewußte« (C. G. Jung), in dem Wissen und Erfahrungen der gesamten Menschheit gespeichert sind.

Bedeutung für das »kollektive Unbewußte«

Die Farben gehören wahrscheinlich zu den ursprünglichsten Arten der Symbole, die wir schon an den Planeten-Türmen, den Zikkuraten Babylons, finden. Das System der Farbsymbolik kehrt in allen anderen Symbolsystemen wieder, aus welchem Kulturbereich und aus welcher Zeit sie auch stammen mögen. Denn Farben als archaische Symbole haben eine überkulturelle Bedeutung. So sind die christliche, buddhistische, hinduistische, indianische, alchimistische und die Hexensymbolik immer mit bestimmten, stets gleichen Farben verbunden.

Gemälde vor allem bis zur Zeit der Renaissance und die Fenster der christlichen Kirchen hatten immer eine offenbare und zugleich eine verborgene, auf der Farbsymbolik beruhende Bedeutung; ebenso die tibetischen Mandalas und die Sandmandalas der Navaho-Indianer. Daß der Gott Merkur ebenso wie der Erzengel Gabriel immer in Gelb als Symbol des Geistes dargestellt werden, daß die heilige Maria als die alle Wesen beschützende Seele meistens im blauen Himmelsmantel erscheint, daß seit dem Mittelalter bei der Darstellung des städtischen und des bäuerlichen Lebens die Rottöne bevorzugt werden, daß in mittelalterlichen Bildern im Vordergrund meist Rottöne, im Mittelfeld oft Grün und im Hintergrund fast immer Blautöne vorherrschen, zeugt von jahrhundertealtem Wissen um die Kraft und die tiefe Bedeutung der Farben.

Über zeitgenössische Kunst

In der zeitgenössischen esoterischen Kunst sind dieser subtile und vielschichtige Gebrauch von Farben und die feine, verhaltene Benutzung der Farbsymbolik weitgehend verlorengegangen. »Süßlichkeit« der Farbe beispielsweise wird mit spirituellem Ausdruck verwechselt, oder es herrscht plumpe, sich aufdrängende Symbolik vor. Die wesentliche Spannung zwischen dem Dargestellten und einer verborgenen geistigen Bedeutung ist kaum noch anzutreffen. Außer bei wenigen Ausnahmen

Farben im Traum

wie Josef Beuys und Yves Klein wird das Geistige »verflacht« und möglichst in Baby-Blau und -Rosa, überhaupt oft in weißgebrochenen Farbtönen, dargestellt.

Es ist meine Überzeugung, daß der farbliche Ausdruck der grundlegendste eines jeden Symbolsystems ist, da er unmittelbar tiefe Seelenschichten anzusprechen vermag. Ohne dieses Ansprechen tiefer Seelenschichten bleibt jede Symbolik ohne Bedeutung.

Dies können Sie zum Beispiel in der Erinnerung Ihrer Träume sehr gut nachvollziehen: Je tiefer und intensiver Sie sich einen Ihrer Träume ins Gedächtnis rufen, desto wahrscheinlicher wird es, daß Sie sich auch an bestimmte Farben erinnern, die meist der symbolische Schlüssel zur Deutung des Traumes sind. Gerade Träume als direkte Mitteilungen der Seele haben die Eigenschaft, durch bestimmte Farben bestimmte Symbole hervortreten und deutlich werden zu lassen (→ Seite 51).

Die Heilkraft der Farben

Es liegt in der Natur der Farben, daß ihre verschiedenen Bedeutungen, die ich Ihnen bis hierher erläutert habe, nicht gesondert voneinander betrachtet werden können. Die Heilkraft der Farben gründet in dem Zusammenspiel all dieser Faktoren, die immer zugleich wirken.
Ich möchte Ihnen zum Schluß dieses Kapitels eine Zusammenfassung der verschiedenen Aspekte der Farben geben, die Sie für Ihre Praxis kennen sollten.

Zusammenspiel vieler Aspekte

- Farben besitzen unterschiedliche Schwingungen, die jeweils eine bestimmte Energie ausstrahlen und auf diese Weise unseren Organismus nachhaltig beeinflussen können, ohne daß wir die jeweilige Farbe mit unserem Auge sehen müssen. Dies ist vergleichbar den Tönen: Auch Töne besitzen jeweils unterschiedliche Schwingungen, durch deren Energie wir auf verschiedene Weise beeinflußt werden – ein tiefer Ton beruhigt uns, ein hoher Ton regt uns an.
- Farben wirken sowohl allgemein auf unser geistig-seelisches und unser körperliches Befinden als auch lindernd bei akuten oder chronischen Beschwerden.
- Farben weisen jeweils eine bestimmte Bewegung auf, die wir durch bloßes Betrachten nachvollziehen und empfinden können. Diese Eigenbewegung entspricht jeweils einem bestimmten Platz in der »Werteskala« unserer Stimmungen und Gefühle. Farben sind somit Spiegel und Ausdruck unserer Seele.
- Farben haben eine Bedeutung als Symbole allgemein menschlicher Werte.

All diese Aspekte aber können das Wesen der Farben doch eigentlich nicht fassen. Es sind eher Versuche, uns ihrer Bedeutung für uns zu nähern, Versuche, die uns letztlich keine Gewißheit geben.

Geben Sie sich der Farbe hin

Wollen wir eine Farbe wirklich wahrnehmen und sie empfinden, müssen wir uns ihr völlig hingeben, uns in unser Inneres wenden, um dort ihren Widerhall zu entdecken. Der Zugang zur Welt der Farben ist vergleichbar dem zur Meditation. Der Meditierende kann zwar angeleitet werden, eine bestimmte Sitzhaltung einzunehmen und seinen Atem zu beobachten, es können ihm wissenschaftliche Untersuchungen

Die Wirkung in der Praxis erfahren

über die geistig-seelischen und körperlichen Wirkungen der Meditation vorgelegt werden, das Wesen und die heilsame Wirkung der Meditation jedoch kann ihm niemals von außen vermittelt werden – er muß dies in der Praxis selbst erfahren. So werden Sie den Farben auch erst dann wirklich nahekommen und ihre heilende Wirkung erfahren, wenn Sie bereit sind, ihre Wirkung unvermittelt aufzunehmen, sich ihrem Einfluß völlig zu öffnen.

Die drei Grundfarben Gelb, Rot, Blau

*»Jede Farbe besitzt eine bestimmte,
von anderen Farben verschiedene Gefühlswirkung.«*
Jolande Jakobi

Wegweiser zum Wesen der Farben

Selbst wenn ich im folgenden alle Aspekte der drei Grundfarben Gelb, Rot und Blau darstellen könnte, würde ich dennoch das Wesen dieser Farben nur andeutungsweise erfassen.
Die wichtigsten Aspekte dieser Farben können uns aber sehr wohl als eine Art Wegweiser zu ihrem Wesen dienen. Betrachten Sie also die Beschreibungen der Farben Gelb, Rot und Blau nur als die »Spitze des Eisbergs«, unter der sich ein weites Gebiet verbirgt, das zu erforschen Sie aufgerufen sind.
Zuvor möchte ich Ihnen tabellarisch einen Überblick über einige der wichtigsten Aspekte dieser Farben geben.
Benutzen Sie diese Tabelle, ebenso wie die Beschreibungen der Farben, wie eine Werkzeugkiste; nehmen Sie sich das heraus, was Sie gerade brauchen. Stören Sie sich nicht daran, wenn Ihnen nicht alle der angeführten Begriffe geläufig sind.

Die Grundfarben in der Übersicht

Farbe	Qualität	Bewegung	Symbolische Bedeutung	Element	Körperlich-seelische Wirkung
Gelb	warm	zentrifugal (nach außen)	Geist	Luft	harmonisiert das Nervensystem, reinigt die Haut, wirkt antidepressiv, stärkt die Konzentration
Rot	lau	neutral (in sich)	Körper	Feuer	wirkt wärmend und anregend, lindert Ängste, erhöht die Adrenalinausschüttung, wirkt unterstützend bei der Behandlung von Bluterkrankungen
Blau	kalt	zentripetal (nach innen)	Seele	Wasser	wirkt zusammenziehend und kühlend, lindert Fieber, Entzündungen, Blutungen, Nervosität, hilft bei Schlafstörungen

Die Farbe Gelb

In seiner lichthaft heiteren Schwingung ist Gelb die Farbe der Kommuni-kation, des Austauschs und der Offenheit in der Beziehung zu anderen Menschen – Gelb schützt vor Vereinsamung und innerer Isolation. Wenn Sie mit Gelb malen, werden Sie sofort bemerken, daß diese Farbe keine Begrenzung zuläßt – sie muß ausstrahlen können; »es ist die nächste Farbe am Licht« (Goethe). So ist es verständlich, daß Gelb das Geistige symbolisiert und für Unabhängigkeit und Freiheit steht.

Die nächste Farbe am Licht

Im jüdisch-christlichen Bereich werden traditionell Synagogen und auch Gabriel, der Engel der Verkündigung, gelb dargestellt, was die kommunikative Bedeutung der gelben Farbe bestätigt.

Für die Astrologen stellt Gelb die Farbe des Zeichens »Löwe« dar, dessen Planetenherrscher die Sonne ist. Die klassische Astrologie schreibt dem Löwen und somit dem Prinzip der gelben Farbe die höchste Kommunikationsfähigkeit in den zwölf Tierkreiszeichen zu.

Gelb in der Alchimie

In der Alchimie versinnbildlichen Farben jeweils bestimmte archaische Kräfte, die der Schüler in seinem Umwandlungsprozeß erfahren muß. Der Psychologe C. G. Jung weist im Vorwort zu dem Buch »Das Geheimnis der goldenen Blüte« – einem Klassiker der chinesischen Alchimie – darauf hin, daß Gelb den »Ort« bezeichnet, an dem sich das Bewußtsein, das Geistige bildet. Die gelbe Farbe besitzt auch eine ähnliche »Natur« wie das Geistige: Sie hat keine starren Grenzen, kann sich leicht in anderen Farben verlieren und sich mit ihnen mischen, wie sie aber auch alle anderen Farben, lasierend auf sie aufgetragen, erstrahlen lassen kann.

»Ort« des Bewußtseins

Auch heute noch wird bei den Alchimisten Gelb im Prozeß der »Gelbung« (Citrinas oder Xanthosis) eingesetzt. Dabei werden die Augen des Adepten, des Anwärters auf diese Wissenschaft, mit gelbem Augenwasser gewaschen, so daß er die Geheimnisse der Alchimie besser erkennen kann. Modern ausgedrückt, besteht die »Gelbung«

in der bewußten Durchdringung der Materie, die zu einer klaren Sicht der Welt und deren Gesetzmäßigkeiten führt.

Gelb in der Psychologie

Die Beschäftigung mit Gelb hilft, sich des eigenen Unbewußten und Verdrängten bewußt zu werden. Die Psychologin Ingrid Riedel weist darauf hin, daß der schizophrene Maler Kurt Wölffli auf der Dokumenta 5 in Kassel durch seine Bevorzugung von Gelb auffiel. Auch van Gogh kann als Maler mit Tendenz zur Schizophrenie angesehen werden, der wohl unbewußt versuchte, sich durch eine Bevorzugung von Gelb zu heilen. Neben seiner klärenden Wirkung hat Gelb in seiner ausstrahlenden, »extrovertierten« Eigenschaft eine gefühlsmäßig aufheiternde, lösende Wirkung.

Blockaden lösen sich

Ein reines Gelb setzt durch seine »transparenten« Farbschwingungen blockierte, gleichsam verdichtete Energien eines Menschen wieder frei – seine Selbstheilungskräfte werden gestärkt. In diesem Sinn schreibt Goethe über diese Farbe:

»*So ist es der Erfahrung gemäß, daß das Gelbe einen durchaus warmen und behaglichen Eindruck mache. Diesen erwärmenden Effekt kann man am lebhaftesten bemerken, wenn man durch ein gelbes Glas, besonders in grauen Wintertagen, eine Landschaft ansieht. Das Auge wird erfreut, das Herz ausgedehnt, das Gemüt erheitert, eine unmittelbare Wärme scheint uns anzuwehen.*«

Gelb – eine »weibliche« Farbe

Die Heilkraft von Gelb drückt die »weibliche Seite« dieser Farbe aus. Schon der Taoismus, eine weit verbreitete Ausprägung chinesischer Philosophie, betont ausdrücklich, daß Gelb eine Farbe mit weiblichem Charakter ist. Ihre Anwendung kann daher die weiblichen Seiten in uns fördern – sowohl beim Mann als auch bei der Frau. Auch die germanische Göttin des Liebesglücks, Freya, wird immer in Gelb dargestellt; im klassischen Griechenland trugen Göttinnen und Jungfrauen stets safrangelbe Kleider.

Förderung weiblicher Eigenschaften

Gelb in der Mode

In der Mode galt Gelb lange Zeit als die »unmännlichste« aller Farben. Vor der Hippie-Zeit mit ihren Auswirkungen auch auf die Mode wäre ein gelber Anzug oder selbst ein gelbes Hemd für einen Mann gesellschaftlich nicht akzeptabel gewesen.

Kaiserfarbe Chinas

Gelb besitzt zudem die Eigenschaft, etwas größer erscheinen zu lassen, als es in Wirklichkeit ist. Vielleicht ist es deshalb die traditionelle Kaiserfarbe Chinas. Auf jeden Fall wirken bei kleinen Menschen gelbe Kleidungsstücke sehr vorteilhaft.

Zur Färbung von Stoffen – Tücher oder Kleidung, zum Farbheilen verwendet – wird seit altersher gelber Naturfarbstoff benutzt, der aus der Rinde der Citrusbäume und aus den Pflanzen Safran und Aloe gewonnen wird. Mit Erdfarben wie Ocker und Umbra läßt sich ein eher dunkles Gelb herstellen.

Zwei Seiten von Gelb

Im Yoga ist jedem der sieben Energiezentren, den Chakras des Menschen, die jeweils für eine bestimmte körperliche und geistig-seelische Verfassung sorgen, eine bestimmte Farbe zugeordnet (→ Bücher, die weiterhelfen, Seite 80). Gelb ist dem dritten Energiezentrum zugewiesen.

Weg des Geistes

Die Energie dieses Zentrums führt den Menschen zu der Entscheidung, ob er den Weg des Geistes gehen möchte und dazu seine Energien in die höheren Zentren hebt, oder ob er eher triebhaft aus den unteren Zentren heraus leben möchte.

Goethe bemerkt in diesem Zusammenhang:

»Wenn nun diese Farbe, in ihrer Reinheit und hellem Zustande angenehm und erfreulich, in ihrer ganzen Kraft aber etwas Heiteres und Edles hat, so ist sie dagegen äußerst empfindlich und macht eine sehr unangenehme Wirkung, wenn sie beschmutzt oder einigermaßen ins Minus gezogen wird. So hat die Farbe des Schwefels, die ins Grüne fällt, etwas Unangenehmes. Wenn die gelbe Farbe unreinen und unedlen Oberflächen mitgeteilt wird, wie dem gemeinen Tuch, dem Filz und dergleichen, worauf sie nicht mit ganzer Energie erscheint, entsteht

eine solche unangenehme Wirkung. Durch eine geringe und unmerkliche Bewegung wird der schöne Eindruck des Feuers und Goldes in die Empfindung des Kotigen verwandelt, und die Farbe der Ehre und Wonne zur Farbe der Schande, des Abscheus und Mißbehagens umgekehrt.«

Ausdruck negativer Gefühle

Goethes Auffassung gilt auch heute noch: Landläufig werden auch sehr negative Energien wie Egoismus, Geiz, Ärger, Neid, Eifersucht oder Wut auf Gelb bezogen – jeder kennt die Redewendung, daß bei Wutausbrüchen einem Menschen »die gelbe Galle hochkommt«. Hierbei wirkt Gelb in seiner »verzauberten« Form als eine Farbe, die negative Seiten eines Menschen ausdrücken oder diese in ihm hervorrufen kann. Gelb ist also eine überaus zwiespältige Farbe. Wenn ein Mensch von egoistischen Gefühlen und Machtgelüsten beherrscht wird oder sich in einem Zustand der Verärgerung befindet, sollte die Farbe Gelb nicht angewandt werden.

Empfehlungen für die Praxis

Die Farbe Gelb wirkt sowohl auf den Geist und auf die Gefühle als auch auf den Körper.

Gelb ist »Nervennahrung«

- Gelb kann gut gegen depressive Verstimmungen eingesetzt werden; es gilt als das stärkste Antidepressivum unter den Farben. Dabei besteht allerdings das Problem, daß Menschen mit depressiver Grundneigung Gelb oft als zu aggressiv und ins Auge stechend erleben. Aber gerade dieses »Ins-Auge-Stechen« der gelben Farbe reizt das Nervensystem und ruft dadurch im gesamten Organismus neue Kräfte hervor. Durch die anregende Wirkung auf das Nervensystem kann Gelb durchaus als »Nervennahrung« bezeichnet werden.

Wichtig: Sehr aktive, nervöse Menschen, die an einer Schilddrüsenüberfunktion leiden oder öfter cholerische Anfällen haben, sollten sich nicht zu lange der gelben Farbe aussetzen; ihre Erregbarkeit könnte sich dadurch erhöhen.

- Gelb hilft bei kreativer, geistiger Arbeit, weshalb eine Dominanz von Gelbtönen auf dem Schreibtisch sehr zu empfehlen ist (→ Seite 63).

Anregung und Erwärmung

Bei einer englischen Versicherungsfirma wurden zum Beispiel gelbe Akten und gelbes Büromaterial eingeführt, um die Arbeitsbereitschaft der Angestellten zu erhöhen. Im eigenen Heim kann jeder leicht mit Hilfe einer gelben Tapete oder eines gelben Teppichs diese Wirkung von Gelb nachvollziehen.

- Gelb kann den Blutdruck erhöhen und eine Magen- oder Nierenschwäche ausgleichen. Um einen trägen Magen anzuregen, können Sie den Körperbereich zwischen der 5. und der 6. Rippe beiderseits des Brustbeins mit gelbem Licht bestrahlen (→ Seite 58) oder gelbe Steine (→ Seite 68) dort auflegen.
- Um die Funktion der Leber zu stärken, gehen Sie in der gleichen Weise vor, nur behandeln Sie diesmal den Bereich zwischen der 6. und der 7. Rippe auf beiden Seiten des Brustbeins. Gelbe Steine wie Bernstein, Topas oder Tigerauge sollten Sie regelmäßig als Schmuck tragen, wenn sich die Anwendung der gelben Farbe empfiehlt. Diese Steine können Sie außerdem auf Körperbereiche legen, die mit zu wenig Energie versorgt sind (→ Seite 69). An solchen Stellen spüren Sie meist ein leichtes Kältegefühl. Wenn Sie dort gelbe Steine auflegen, werden diese Stellen spürbar wärmer. Durch das Tragen oder Auflegen von gelben Steinen oder auch Tüchern können Krankheiten aus dem Körper gezogen werden, entsprechend der mittelalterlichen Vorstellung, daß gelbe Steine die Krankheiten des Körpers »aufsaugen«.
- Gelb wirkt zudem heilend und reinigend auf die Haut.

Die Farbe Rot

»Rot ist eine Welt mit Sonnen, Monden, Welten, …«
Gitta Mallasz

Belebung und Fruchtbarkeit

Das Wort »Rot« hängt wortgeschichtlich mit Belebung und Blut zusammen. Es stammt ursprünglich von dem Sanskritbegriff »Ruh-Ira« ab (lat. *rutilus* oder *ruber* = rot), der die Bedeutungen Blut und Leben ausdrückt. Die Beschäftigung mit Rot läßt das Blut wieder warm werden, schenkt Belebung und Fruchtbarkeit. Dies ist eine der überkulturellen Bedeutungen von Rot, die sich beispielsweise auch bei den australischen Eingeborenen findet. Sie benutzen einen roten Stein als heilsames Mittel für verschiedene Zwecke. Wird dieser mit rotem Ocker gefärbte Stein in einem Feld vergraben, das für den Anbau bestimmt ist, wird es fruchtbar und läßt die Samen sprießen.

Rot in der Alchimie

Sinnbild des Männlichen

In der Alchimie stellt Rot eine männliche Kraft dar. Es gibt in dieser Wissenschaft die Symbole der roten Tinktur, der roten Rose und der roten Sonne. Stets handelt es sich dabei um höchst aktive, männlich gedachte Wandlungskräfte (→ Seite 14). Auch der rote Mars gilt als Sinnbild des Männlichen. Wenn Gelb die Weiblichkeit (Anima) in uns fördert – sowohl beim Mann als auch bei der Frau –, so fördert Rot unseren männlichen Ausdruck (Animus). Darüber hinaus ist Rot die Farbe der Liebe, die die Gegensätze männlich und weiblich versöhnt.
Goethe schreibt in diesem Zusammenhang:
»Wenn wir beim Gelben und Blauen eine strebende Steigerung ins Rote gesehen und dabei unsere Gefühle bemerkt haben, so läßt sich denken, daß nun in der Vereinigung der gesteigerten Pole eine eigentliche Beruhigung, die wir eine ideale Befriedigung nennen möchten, stattfinden könne. Und so entsteht bei physischen Phänomenen diese höchste aller Farberscheinungen aus dem Zusammentreten zweier entgegengesetzter Enden, die sich zu einer Vereinigung nach und nach selbst vorbereitet haben.«

Rot in der Psychologie

Linderung von Ängsten

Psychologisch gesehen steht Rot für Selbstvertrauen und ist daher zur Linderung von Ängsten aller Art sehr zu empfehlen. Der Tiefenpsychologe Erich Neumann macht darauf aufmerksam, daß uralte Figuren von Göttinnen rot gefärbt wurden, um ihnen den Ausdruck von Leben und Kraft zu verleihen. So befreit zum Beispiel die rot dargestellte tibetische Göttin Kurukulla denjenigen von allen Ängsten und quälenden Leidenschaften, der sie als Göttin anruft.

Andererseits wurde unter jüdisch-christlichem Einfluß Rot zur Farbe der Sünde, vor allem der sexuellen Sünde. Der jüdische Prophet Jesaia spricht von der »blutroten Sünde« (Jes. 1.18). Schon seit der Antike gilt Rot als die Farbe des Körpers und als Kennfarbe der Prostitution (»red light district«). Auch bei dem Maler Pieter Breugel d. Ä. bezeichnet Rot meist Sünde und Schamlosigkeit.

Rot – Farbe des Todes

»... am Tage des Gerichts ...«

In gleicher Weise, wie Rot das Leben versinnbildlicht, kann es auch zur Farbe des Todes werden – wie bei den mittelalterlichen Scharfrichtern, die rote Roben trugen. Die Symbolfarbe der christlichen Märtyrer wie auch der Hölle ist ebenfalls Rot. Goethe bemerkt hierzu:
»Das Purpurglas zeigt eine wohlerleuchtete Landschaft in furchtbarem Lichte. So müßte der Farbton über Erd' und Himmel am Tage des Gerichts ausgebreitet sein.«
Die Bedeutung der roten Farbe schwankt also immer zwischen Leben und Tod, sie ist immer in irgendeiner Weise mit dem »Feuer« der Leidenschaften, mit Krieg und Liebe verbunden.

Rot – eine magische Farbe

Gleichzeitig ist Rot, neben Schwarz, eine der mächtigsten magischen Schutzfarben. Schon von der Zeit der alten Ägypter an wird Rot als Schutzfarbe gegen Feuer gebraucht – noch heute sind Feuerlöscher und Feuerwehrautos rot gestrichen. In früheren Zeiten – in den Stammes-

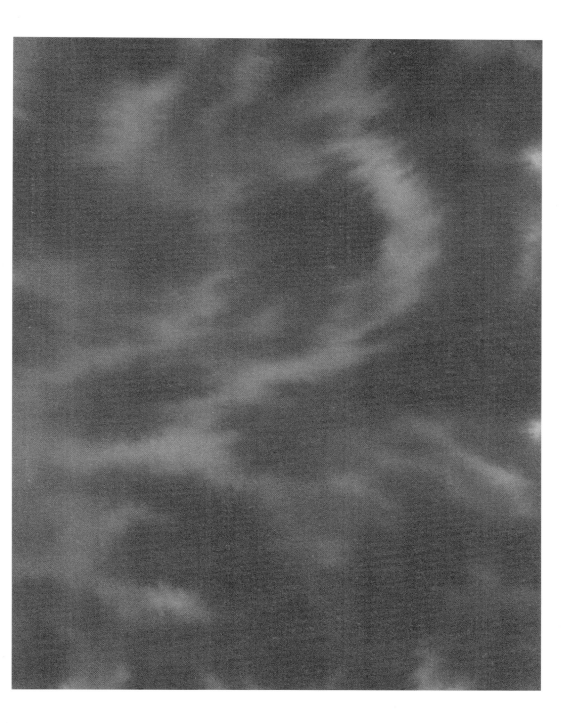

kulturen bis hin zum Mittelalter – wurde bei der Körperbemalung vor allem Rot eingesetzt, wenn Krieg oder Jagd bevorstand. Diese Farbe sollte nicht nur körperliche Kraft verleihen, sondern auch vor Verwundung und Tod schützen. Diese Verwendung der Farbe Rot folgt einem alten Prinzip: Indem der Mensch sich dem Bedrohlichen völlig anpaßt, ihm gewissermaßen vorgreift und es in sich aufnimmt, schützt er sich zugleich davor.

Anpassung an das Bedrohliche

Empfehlungen für die Praxis

• In der Farbtherapie wird Rot immer dann benutzt, wenn gestaute Energien wieder zum Fließen gebracht werden sollen, wenn die Lebensenergie insgesamt erhöht werden soll.
Rot vermag den gesamten Körper aufzuwärmen und seine Energie zu erhöhen. Vor allem, wenn es mit Gelb zu Rotorange gemischt wird, kann es dem ganzen Körper wie auch gezielt einzelnen Organen hohe Energien zuführen – Rotorange stellt den Wärmepol des gesamten Farbspektrums dar, was Sie bei einer Meditation (→ Seite 55) auf Orange oder Hellrot und bei der Visualisierung (→ Seite 55) dieser Farbtöne deutlich spüren können.
Wichtig: Wenn Sie stark erregt sind, sollten Sie niemals mit Rot arbeiten. Rot ist eine komplexe Farbe, und bei jeglicher Anwendung von Rot sollten Sie immer darauf achten, daß dessen heilende Wirkung nicht in eine Überenergetisierung umschlägt.

Erhöhung der Lebensenergie

• Durch Rot wird vor allem der arterielle Blutkreislauf angeregt, was sich durch eine stabilere Gesundheit und eine höhere Vitalität bemerkbar macht.
Sehr wirksam ist die Behandlung mit Rot bei phlegmatischen und melancholischen Menschen. Beim sanguinischen Typ tritt öfter eine Abneigung gegen Rot auf, obwohl gerade diese Farbe jenen Menschen helfen könnte.
Diese Einteilung der menschlichen Charaktere geht auf den mittelalterlichen Arzt Galenus zurück. Er unterschied vier Typen – den Melancholiker, den Phlegmatiker, den Sanguiniker und den Choleriker – und wies ihnen jeweils bestimmte Eigenschaften zu. Melancholiker und Phlegma-

tiker sind – grob gesagt – eher ruhige, langsame und bedächtige Menschen; Sanguiniker und Choleriker hingegen sind heiter, schnell und dem Leben gegenüber aufgeschlossen.

- Die rote Farbe sollte stets bei der Behandlung von Bluterkrankungen unterstützend zur Anwendung kommen. Sehr gute Heilerfolge wurden bei der Nachbehandlung von Blutvergiftungen erreicht, wenn der Erkrankte über längere Zeit – etwa zwei bis drei Monate – nur rote Unterwäsche trägt und täglich 15 bis 20 Minuten auf ein reines Rot meditiert. Er kann hierzu das Rot visualisieren – der Farbton kann dabei bis hin zum Orange reichen – oder auf eine einfarbig rote Fläche mit offenen Augen meditieren, indem er sie starren Blicks anschaut.

Zur Stärkung geschwächter Organe

- Oder Sie stellen sich ein unterenergetisiertes, schwaches Organ in der Farbe Rot vor. Sie können diese Visualisierungen erweitern, indem Sie sich vorstellen, wie Ihr Blut leuchtendrot zu einem geschwächten oder erkrankten Organ fließt und dort alle schädlichen Keime ausschwemmt.

- Ferner sollten bei der unterstützenden Behandlung von Bluterkrankungen so viele rote Lebensmittel wie möglich gegessen werden – rote Bete, Radieschen, Kirschen, Rotkohl, rote Beeren. Ich schlage vor, schon zum Frühstück ein Glas Tomatensaft zu trinken.

- Die Anwendung von Rotlicht (→ Seite 58) reichert den Hämoglobingehalt des Blutes an, es intensiviert den Kreislauf, so daß Rot bei niedrigem Blutdruck und bei Kreislaufstörungen angeraten ist.

- Rot regt den Stoffwechsel und die Verdauung an, weshalb die Anwendung bei Verstopfung sehr zu empfehlen ist.

- Auch eine verstopfte Nase kann durch Rotlichtbestrahlung (→ Seite 58) der Nasenflügel leicht wieder frei gemacht werden.

- Tuberkulosekranke haben meist einen ausgesprochenen »Hunger« auf Rot, wie auch diejenigen, die homöopathisch mit Tuberculin behandelt werden. Gerade dieser Patientengruppe kann die Farbe Rot wichtige Lebensenergien zurückgeben.

- Bei starken menstruellen Blutungen, bei leichteren äußerlichen Verletzungen mit Blutverlust und bei Blutarmut (Anämie) hilft Rot, das auch das Eisen im Blut anreichert. Auch wenn die Menstruation schwer oder verzögert in Gang kommt, hilft vor allem Rotlichtbestrahlung (→ Seite 58) auf die Lendenwirbel oder auf den Bauch. Allerdings sei hier gewarnt vor einer zu langen Rotlichtbestrahlung bei Menschen mit Schilddrüsenüberfunktion, bei aggressionsgestauten und stark cholerischen Menschen, bei denen es leicht zu einer Überenergetisierung kommen kann. Deswegen würde ich eher zur Arbeit mit roten Halbedelsteinen wie Rubin und Granat raten, da diese Energien feiner und behutsamer wirken (→ Seite 68).

Wenn Sie Stoffe selber färben wollen

Wenn Sie mit roten Tüchern oder mit roter Kleidung arbeiten, sollten Sie zur Färbung Naturfarben benutzen, die meist aus feinvermahlenen Erden bestehen. Tierisches Rot wird aus der Purpurschnecke gewonnen, weshalb Goethe das reine Rot »Purpur« nannte. Am beliebtesten zur Rotfärbung ist die Krappwurzel, aus der ein erstaunlich lichtechtes Pigment, ein Farbstoff also, gewonnen wird. Das Krapprot war zugleich die erste natürliche Farbe, die am Ende des 19. Jahrhunderts durch synthetische Farben ersetzt wurde.

Die Farbe Blau

*»Höchste Herrscherin der Welt!
Lasse mich im blauen,
ausgespannten Himmelszelt
Dein Geheimnis schauen.«*
Goethe, Faust

Vereinigung von Ferne und Tiefe

Blau weist eine nach innen gerichtete Bewegung auf; es führt den Betrachter zu sich selbst, zu seiner Seele. In entsprechender Weise versinnbildlicht die Farbe Blau die Vereinigung von Ferne und Tiefe, gleichermaßen die Tiefe des Meeres wie die Weite des Himmels.
C. G. Jung schreibt über die Farbe Blau: *»Wir vermuten, daß Blau als Vertikale Höhe und Tiefe bedeutet (der blaue Himmel oben, das blaue Meer unten). Blau ist nun die traditionelle Farbe des Himmelsmantels der Jungfrau, weil es weiblicher Natur ist. Die Anima aber bedeutet – wie die Frau – die Höhe und Tiefe des Mannes.«*
Was Gelb und Rot nicht können, das kann Blau: Es gibt Tiefe.

Blau – Farbe der eigenen Mitte

Sinnbild des ewig Beständigen

Nicht nur bei den Alchimisten stellt Blau die Symbolfarbe des Wassers und somit des Gefühls dar. Auch die christliche Kirche verbindet Blau mit Gefühlstiefe, mit der Seele und den Eigenschaften von Hoffnung, Glaube, Demut und Treue. Maria, die alle jene Seelentugenden besitzt, trägt traditionell den blauen Himmelsmantel. Der blaue Mantel ist das Sinnbild des ewig Beständigen. So zeigt sich Gott dem alttestamentarischen Moses auf dem Berg Sinai auch auf blauen Steinplatten stehend. Diese Platten strahlen einen hellen, blauen Glanz aus wie der Himmel. Die blaue Farbe kann helfen, zur eigenen Mitte zu finden. Kein Geringerer als Zeus findet seine Erdung und Mitte im Kampf zwischen Himmel und Erde, indem er seine Füße fest auf den azurblauen Stein stellt. Gerade uns modernen Menschen bringt die Meditation auf Blau die verlorene Erdung und innere Mitte wieder. In der Farbpsychologie kennzeichnet Blau den ausgeglichenen, zufriedenen Menschen.

Blau – Symbol der Seele

Über die Dunkelheit des Blauen

Blau versinnbildlicht aber auch die Finsternis: »*So wie Gelb immer ein Licht mit sich führt, so kann man sagen, daß Blau immer etwas Dunkles mit sich führe.*« (Goethe).

Im Blau zieht sich immer etwas zusammen wie bei der Angst und der Depression; es schließt sich nach außen hin ab. So sagt man im Englischen bei depressionsartiger Verstimmung: »I feel blue.« In Tibet gelten die dunkelblau dargestellten, zornigen Götter als Sinnbild von Angst und Schwermut. Eines der ältesten Traumbücher unserer Kultur, das Traumbuch des Artemidor, verbindet ein trübes Blau mit Verlorenheit und Trauer. Blau wird auch allgemein mit Träumen verbunden, weil sich in ihnen die Seele zu Wort meldet. Ist der Betrachter von der Schattenseite des Blauen, von der Finsternis gebannt, begegnet ihm das Blaue in seiner verzauberten Bedeutung. Es drückt Argwohn, fehlenden Glauben und ein schwindendes Vertrauen aus.

Die Griechen sahen im Blau einzig dessen Dunkelheit. Bei Pieter Breugel d.Ä. bezeichnet Blau meist Betrug und Torheit (wie in dem Bild »Die verkehrte Welt«). Der italienische Maler Caravaggio (1571 bis 1610) bezeichnete die blaue Farbe als Gift und verbannte sie von seiner Palette. Für viele Menschen ist Blau Gift: Kühle, distanzierte Menschen mit Hang zum negativen Denken sollten nur mit ausgesprochen hellen Blautönen arbeiten, da anderenfalls ihre Introvertiertheit und Reserviertheit verstärkt würden. Menschen, die zu depressiven Verstimmungen neigen, sollten ebenfalls nur mit hellen Blautönen arbeiten, da die gesättigten dunklen Töne ihren Hang zur Depression und einen gewissen Realitätsverlust verstärken können.

Neben seiner zusammenziehenden Eigenschaft kann Blau auch raumschaffend und ausweitend wirken. Wir sprechen von »der Fahrt ins Blaue« und dem blauen Band der schnellsten Atlantik-Überquerung.

Empfehlungen für die Praxis

Blau besitzt eine kühlende, zusammenziehende Wirkung; medizinisch gesprochen ist diese Farbe ein »Adstringens«.

Bei Fieber und Entzündungen
- Blau wirkt fiebertreibend und ist meist entzündungshemmend, weshalb Sie sich bei Fieber oder bei Entzündungen mit soviel Blau wie möglich umgeben sollten.

Falls Ihr Blutkreislauf stabil genug ist und auch keine Herzschwäche vorliegt, sollten Sie bei einer Grippe-Infektion auf einem blauen Bettuch ruhen; auch ein blauer Schlafanzug kann helfen, das Fieber herauszutreiben. Die Erfahrung zeigt, daß vor allem blaue Seide erstaunlich schnell und stark wirkt. Heißer Blaubeer- und/oder Holunderbeersaft ist in diesem Fall ebenso angeraten wie die Bestrahlung des Körpers mit Blaulicht (⟶ Seite 58).

Schon in alten Zeiten wurden Fieberkranke in blaue Tücher gehüllt und Entzündungen mit blauen Flüssigkeiten behandelt, die als Tinktur (meist mit Wasser verdünnte blaue Tinte) aufgetragen wurden. Oder es wurde ein blaues Getränk aus Johannisbeersaft oder Rotwein, dessen Farbe als Blau angesehen wurde, verordnet.

Sie können bei Fieber und Schmerzen die Farbe Blau auch visualisieren (⟶ Seite 55).

- Wenn Sie an einem bestimmten Organ oder Körperbereich Beschwerden haben, können Sie sich dieses Organ oder diesen Körperbereich in blauer Farbe vor Ihrem inneren Auge vorstellen.

Senkung des Energieflusses
- Blau gleicht die Energien im Körper aus und mindert den Energiefluß. Bluthochdruck kann deshalb mit Hilfe von Blaulicht (⟶ Seite 58) gesenkt werden, das Sie unter die Achselhöhlen oder beiderseits des Brustbeins zwischen die zweite und der dritte Rippe fallen lassen.

- Bei Überaktivität (auch bei Kindern), Nervosität und Schlafstörungen hilft Hell- oder Himmelblau. Hierbei empfiehlt sich Blau als Raum- oder Lichtfarbe. Wenn Sie in Ihrem Schlafzimmer die Decke oder die Fensterwand blau streichen und/oder bei schwachem blauen Licht schlafen (25-Watt-Glühbirnen genügen schon), können Sie leichte Schlafstörungen auf Dauer beheben. Als blaue Lichtquelle bieten sich auch blaue Lichterketten an, die preiswert im Fachhandel zu erwerben sind und ohne Probleme an jede Steckdose angeschlossen werden können. Sie geben ein schwaches blaues Licht ab, das den Schlaf fördert und das Nervensystem tief beruhigt. Himmelblaue Bettwäsche kann diese Wirkung verstärken, auch ein blaues Halstuch wirkt oft Wunder.

Zur Entgiftung
- Blau kann ferner in der Körperreinigung angewendet werden. Es unterstützt die Entgiftung bei Fastenkuren und kann den Körper nach Aufgabe des Rauchens oder Trinkens schnell reinigen. Blau eignet sich auch vorzüglich zur Bekämpfung von gutartigen Wucherungen, auf die Sie blaue Seidenstückchen oder blaue Steine legen.
- Azurblau vermag Krämpfe und Spannungen zu lösen; es unterstützt in idealer Weise die Meditations-, Yoga- oder Massage-Praxis.
Mit blauer Unterwäsche, blauem Hemd oder blauem Pullover gehen Sie entspannter durchs Leben als zum Beispiel in gelber Kleidung.
- Viele Farbheiler verwenden blaues Licht gegen Rheuma (Reinigungseffekt) und Kopfschmerzen (Entspannungseffekt), bei Beschwerden im Klimakterium und bei allen Schwellungen und Prellungen.
- Da Blau kühlend wirkt, sollte es bei Verbrennungen in Form von blauen Tüchern oder Blaulichtbestrahlung angewandt werden.

Über die Färbung von Stoffen
Die blaue Naturfarbe zur Färbung von Wolle, Leinen und Seide wird bis heute in der Regel aus den Blättern des Indigostrauches gewonnen, der im Mittelalter nach Europa kam. Damals setzten die Färber sonntags ein Farbbad an; montags hängten sie das gefärbte Leinen und die Wolle rund um die Städte auf, wobei sich diese Textilien durch Oxidation blau färbten. Von daher stammt unser Ausdruck »blauer Montag«. Der Widerstand gegen diese Farbe (→ Seite 40) war allerdings zunächst so groß, daß einige Färberzünfte die Verwendung von Indigo, das zu einer tiefen Blaufärbung führt, bei Todesstrafe verboten.
Zum Färben wurde auch die Waidpflanze – eine Kruzifere – verwendet, sie lieferte das Blau für die Kittel und Hemden der Handwerker.

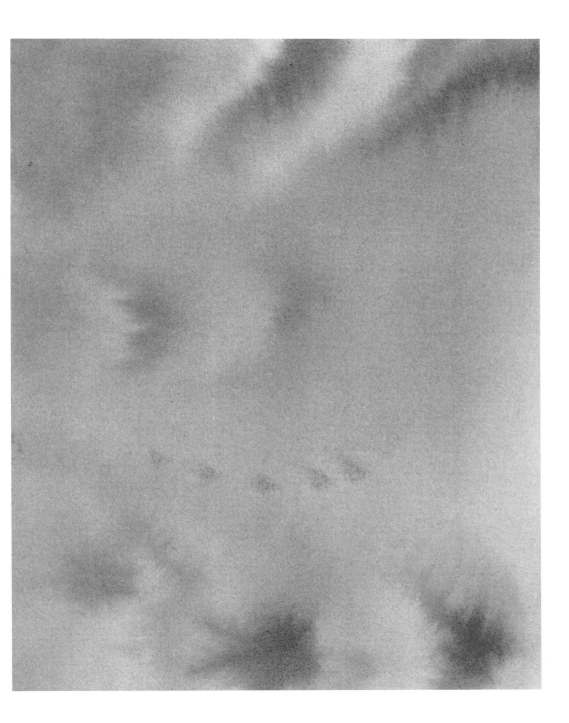

Die Praxis des Farbheilens

Mit Hilfe einer oder mehrerer der im folgenden dargestellten Farbheilmethoden können Sie nicht nur Ihr Gesamtbefinden verbessern, sondern auch leichtere Beschwerden wie Unwohlsein, Abgespanntheit oder Erkältungsbeschwerden lindern.
Viele Menschen denken, wenn von Farbheilen die Rede ist, meist an das Heilen mit Hilfe der Rotlichtlichtbestrahlung, wie wir sie aus der ärztlichen Praxis kennen. Neben dieser bekannten Methode des Farbheilens gibt es aber eine Reihe anderer Methoden, die in gleicher Weise wirksam sind wie die Farblichtbestrahlung, wenn nicht stärker.

Lichtfarben und Flächenfarben

Wichtig

Bei jeder Methode ist es wichtig zu wissen, ob Sie mit Flächen-, auch Pigmentfarben genannt, oder mit Lichtfarben arbeiten.
Denn im Gegensatz zu den Lichtfarben, mit denen Sie bei der Farbmeditation (→ Seite 55), der Farbvisualisierung (→ Seite 55) und der Farblichtbestrahlung (→ Seite 58) umgehen, herrschen bei den Flächenfarben teilweise andere physikalische Gesetze vor.
Lichtfarben entstehen von selbstleuchtenden Körpern wie der Sonne oder einer gefärbten Glühbirne; Flächenfarben hingegen besitzen selbst keine Strahlkraft, sie werden erst unter Lichteinfluß sichtbar.
Vor allem bei der Farbe Weiß können Sie den Unterschied zwischen Licht- und Flächenfarben deutlich erkennen. Als Lichtfarbe ist Weiß durchsichtig und klar; es nimmt alle Farben in sich auf und läßt sie in ihrer Eigenheit erstrahlen. Als Flächenfarbe ist Weiß eher abweisend, da sie beinahe alles Licht reflektiert; es ist gleichsam eine absolute, autoritäre Farbe, die leicht ins Auge sticht; wenn andere Farben in ihre Nähe kommen, werden sie in ihrer Kraft eher geschwächt als verstärkt.

Achten Sie auf reine Farben

Außerdem sollten Sie bei der Nutzung von Farben unbedingt auf möglichst reine Farben achten – seien es Licht- oder Flächenfarben. Wählen Sie immer den mittleren Ton einer Farbe, also keine blassen oder weißgebrochenen Pastellfarben (→ Seite 78/79). Zu helle oder zu dunkle Farbtöne verändern die Heilwirkung einer Farbe; der mittlere Farbton mit ausgewogenem Sättigungsgrad hingegen drückt die

Schwingung einer Farbe am deutlichsten aus (→ Seite 12). Aquarellfarben und Buntstifte, biologische Textilfarben (die allerdings nicht immer so leicht anwendbar sind wie chemische Textilfarben; beachten Sie deshalb bitte genau die Gebrauchsanweisung) und Farbfolien sind im Fachhandel als reine Grundfarben erhältlich.

»Aktive« und »passive« Methoden

Wenn Sie die Farbe als Malmittel gebrauchen, sie also selbst »herstellen«, sie mischen und nach eigenen Neigungen verändern, arbeiten Sie »aktiv« mit der Farbe. Aber auch, wenn Sie sie ausschließlich in Ihrer Vorstellung erzeugen und sie vor Ihrem inneren Auge sehen.
Bei passiven Methoden wie bei der Farblichtbestrahlung (→ Seite 58), bei der bewußten Farbgestaltung Ihres Wohn- und Arbeitsbereichs (→ Seite 63) oder bei der Wahl Ihrer Kleidung (→ Seite 61) lassen Sie eine bestimmte Farbe eine bestimmte Zeitdauer auf sich einwirken.

Sie können die Methoden kombinieren

Natürlich können Sie verschiedene Methoden des Farbheilens miteinander verbinden. So können Sie zum Beispiel die Wirkung der Farblichtbestrahlung verstärken, indem Sie zusätzlich – etwa einmal pro Woche – spontan farbige Bilder malen. Oder Sie können die Wirkung des Malens unterstützen, wenn Sie sich in dem Farbton kleiden, der in Ihren Bildern am häufigsten vorkommt.

So wählen Sie »Ihre« Farbe

Die Wahl der Farbe, mit der Sie am liebsten arbeiten und die Ihnen am besten helfen kann – welche Methode Sie dabei auch anwenden mögen –, sollte Ihnen durch die Beschreibungen der drei Grundfarben (→ Seite 25) leicht fallen. Vielleicht wissen Sie auch intuitiv, welche Farbe Sie am meisten anspricht. Oder Sie haben nur die vage Vorstellung eines bestimmten Farbtons, der Ihnen gut tun könnte – entsprechend Ihrer körperlichen oder geistig-seelischen Verfassung vielleicht ein warmer oder ein kühler Farbton.

Entscheiden Sie intuitiv

Wenn Sie Zweifel haben, können Sie mit Hilfe einfacher »Tests« oder Übungen Ihre Farbe herausfinden. Dabei kann es natürlich auch geschehen, daß mehrere Farben Ihnen zusagen – in dem Fall arbeiten Sie mit mehreren Farben.

Drei Übungen

Die folgenden drei Übungen können Sie alleine oder zusammen mit einem Partner durchführen. Bei jeder Übung setzen Sie sich dem Einfluß einer Farbe aus und beobachten Ihre Reaktion. Legen Sie sich also etwas bereit – Farbtücher, einfarbige Bilder, farbige Kleidungsstücke oder anderes –, an dem Sie eine bestimmte Farbe deutlich wahrnehmen können.

• Wenn Sie alleine sind, stellen Sie eine Personenwaage auf einen Tisch, kleiden sich in einer bestimmten Farbe, betrachten eine bestimmte Farbe oder stellen sie sich vor Ihrem inneren Auge vor. Drücken Sie jetzt, während Sie stehen, mit einer Hand auf die Waage, und beobachten Sie, welches Gewicht Sie erreichen. Lehnen Sie sich aber nicht mit Ihrem ganzen Körpergewicht auf die Waage, sondern drücken Sie nur mit Ihrem Arm. Dann führen Sie den gleichen Vorgang mit einer anderen Farbe durch. Die Farbe, unter deren Einfluß Sie am stärksten sind, also das höchste Gewicht »drücken« können, wird Sie auch in Ihrer Arbeit an sich selbst am deutlichsten stärken.

Muskeltest –

– mit Partner

• Mit Hilfe eines Partners läßt sich dieser Muskeltest noch einfacher durchführen. Legen Sie Daumen und Zeigefinger Ihrer linken Hand so zusammen, daß sie sich an ihren Kuppen berühren. Setzen Sie sich wieder dem Einfluß einer bestimmten Farbe aus. Lassen Sie nun Ihren Partner versuchen, Ihren Daumen und Zeigefinger auseinanderzubiegen, während Sie diesem Öffnen Widerstand entgegensetzen. Diejenige Farbe, bei der Sie spontan den stärksten Widerstand gegen das Auseinanderbiegen aufbringen, wird Ihnen in Ihrer Arbeit am hilfreichsten sein. Sie werden feststellen, daß es auch Farben gibt, die Sie schwächen.

Beide Versionen des Muskeltests können Sie auch unter Bestrahlung mit unterschiedlichem Farblicht durchführen.

»Spiegel-Übung«

• Eine andere, sehr empfehlenswerte Übung, die Ihnen schnell und sicher zeigt, welche Farbe in welcher Weise auf Sie wirkt, ist diese: Setzen Sie sich vor einen Spiegel, in dem Sie nur Ihr hell beleuchtetes Gesicht sehen können. Lassen Sie sich von einem Partner verschiedenfarbige Tücher umlegen, und beobachten Sie, wie sich dabei jeweils Ihr Gesichtsausdruck verändert. Achten Sie vor allem auf den Ausdruck in Ihren Augen und auf Ihre Mundwinkel. Fragen Sie sich, bei welcher Farbe Ihnen Ihr Gesichtsausdruck am besten gefällt. Diese wird die Farbe sein, die Sie gegenwärtig am meisten brauchen.

Besorgen Sie sich Ihre Materialien

Bevor Sie Ihre Farbpraxis beginnen, lesen Sie sich bitte die Beschreibung jeder Methode durch. Sie können so erfahren, welche Materialien – Malzeug, Malblock, Farbtücher, Farbfolien oder anderes – Sie brauchen, was Ihnen schon zur Verfügung steht oder was Sie noch besorgen müssen.

Das Malen

Das Malen gehört zu den einfachsten und beliebtesten Methoden des Farbheilens.
Die heilende Wirkung des Malens ist vor allem in der analytischen Psychologie Carl Gustav Jungs untersucht worden. Der farbige Ausdruck im Bild, der den Gemütszustand des Malenden widerspiegelt, läßt nicht nur Rückschlüsse auf dessen Persönlichkeitsstruktur zu, sondern kann auch unbewußte, hemmende Seeleninhalte befreien und lehren, diese zu gestalten. Das Malen wird dabei nicht nur als Diagnosemittel eingesetzt, sondern auch als Therapie.

Ausdruck der Seele

Es geht in diesem Buch zwar nicht um fachkundige Diagnose, nicht um psychologische Analyse und Therapie. Wenn Sie aber malen, wird die Farbe auch immer Ihre Seele berühren und ihr eine Sprache anbieten, in der sie sich äußern kann. Versuchen Sie, offen und zugänglich zu bleiben, um jeder Regung Ihres Inneren einen farblichen Ausdruck zu ermöglichen.
Dies bedeutet aber auch, daß Sie sich nicht unter den Druck setzen, ein ästhetisch ansprechendes Bild zu malen. Es geht hier nicht um Kunst, sondern um Ihren ureigenen, spontanen Selbstausdruck! Ob Sie nach einem Motiv, figürlich oder abstrakt malen, ob Sie nach üblicher Auffassung überhaupt malen können oder nicht, spielt keine Rolle. Wichtig ist nur, daß Sie Ihre Bilder nicht vorher entwerfen und planen, da dies den spontanen Seelenausdruck behindern würde.

Zur Vorbereitung

Ich möchte Ihnen raten, nur mit den Grundfarben Gelb, Rot, Blau und mit Schwarz und Weiß zu malen, da die Auseinandersetzung mit diesen Farben Sie Ihren eigenen Urkräften näherbringt (→ Seite 15). Ich meine damit jedoch nicht, daß Sie Ihre Bilder einzig in den Grundfarben wie etwa Piet Mondrian malen sollen oder nur einfarbige Bilder wie der französische Maler Yves Klein mit seiner berühmten blauen Serie. Ich möchte Ihnen nur empfehlen, sich alle Farben, die Sie benutzen, aus den Grundfarben selbst zu mischen. Hierbei tauchen Sie viel

Mischen Sie sich Ihre Farben selbst

tiefer in die Welt der Farben und in ihr Wesen ein, als wenn Sie fertige Mischfarben verwenden.

Aquarell oder Farbstift

Am besten malen Sie mit Farbstiften oder mit Aquarellfarben. Wenn Sie eher ein gefühlvoller, lustbetonter Mensch sind, der gewisse Schwierigkeiten mit der Disziplin hat, malen Sie mit Farbstiften, da die Farbstifttechnik deutliche Strukturierung verlangt. Sind Sie eher ein disziplinierter Mensch, dem es schwerfällt, sich auch einmal »gehen zu lassen«, greifen Sie besser zu Aquarellfarben. Diese Farben – vor allem beim Naßaquarell – können Sie das »Fließen-Lassen« Ihrer Gefühle lehren. Beim Kauf der Farbstifte sollten Sie unbedingt auf Qualität achten. Billige Farbstifte sind schwer anzuspitzen, da ihre Mine sehr leicht bricht; außerdem sind bei diesen Produkten die Farbqualität und die Lichtbeständigkeit oft unbefriedigend. Wenn Sie mit Farbstiften sich eine Farbe mischen wollen, gehen Sie am besten so vor, daß Sie die Farben ganz schwach und durchscheinend Schicht auf Schicht legen, so daß der weiße Untergrund noch durchscheint. Beim Kauf von Aquarellfarben und Aquarellblock können Sie sich im Fachhandel beraten lassen; hier gibt es jedoch eigentlich kaum wesentliche Unterschiede, was Qualität und Verwendbarkeit anbelangt.

»Sprechen« Sie mit Ihren Farben

Jetzt nehmen Sie sich Ihre Farben vor. Betrachten Sie sie aufmerksam und aufgeschlossen. Welche Farbe spricht Sie spontan an? Welcher Farbe gegenüber empfinden Sie Abneigung und Widerwillen?

Welche Farbe spricht Sie an?

Sie können sich auch mit Ihren Farben unterhalten. Nehmen Sie dazu den betreffenden Stift, das Farbtöpfchen oder die Tube in die Hand, und reden Sie mit der Farbe wie mit einem guten Freund. Nehmen Sie die Energien, die Sie von der Farbe empfangen, in sich auf, und beobachten Sie Ihre Reaktionen. Welche persönliche »Botschaft« möchte Ihnen die Farbe, die Sie gerade in der Hand halten, vermitteln? In welcher Weise Sie diese Botschaft auch empfangen mögen – als einen Begriff wie »Erleichterung«, »Stärke« oder »wohltuende Dunkelheit«, als spontane Empfindung oder als ein inneres Bild, das sich in Ihnen einstellt –, hören Sie in jedem Fall auf diese Botschaft, nehmen

Ein Gefühl des Vertrautseins

Sie sie ernst. Sie können auch schon damit beginnen, zwei Farben zu mischen. Vielleicht vermittelt Ihnen die entstehende, dritte Farbe etwas, das Sie sofort verstehen, und ruft in Ihnen ein Gefühl tiefen Vertrautseins hervor – dann haben Sie die »richtige« Farbe gefunden, zumindest diejenige, mit der Sie sich in all ihren Schattierungen beschäftigen sollten.

Bei der Farbe Gelb geht es meist um geistige Werte, um die Auseinandersetzung mit Freiheit und Unabhängigkeit. Die Beschäftigung mit den Farbtönen der Gelbskala hilft deshalb bei gefühlsmäßiger Verwirrung. Rot steht mit dem eigenen Selbstbewußtsein und dem Wissen um die eigenen Kräfte in Verbindung; die Farben der Rotskala lindern also depressive Verstimmungen und Minderwertigkeitsgefühle.

Blau drückt Zufriedenheit und Demut aus; es macht jedoch auch auf Tendenzen zur Introversion, zum Rückzug nach innen aufmerksam; so zeigt Blau als vorherrschende Farbe im Bild oft die Sehnsucht nach Ruhe und Entspannung, vor allem in streßreichen Zeiten.

Eine Ausgeglichenheit von Gelb- und Blautönen im Bild verweist auf gefühlsmäßige Ausgeglichenheit.

Malen Sie ein Bild

Welche Farbe möchte also am ehesten von Ihnen benutzt werden? Malen Sie spontan mit dieser Farbe, setzen Sie eventuell andere hinzu, von denen Sie sich angesprochen fühlen.

Wenn Sie Ihr Bild fertig haben, meditieren Sie darauf. Betrachten Sie es still und in völliger Ruhe. Lassen Sie all Ihre Gedanken, inneren Bilder und Gefühle zu, ohne sie zu bewerten oder zu beeinflussen. Beobachten Sie nur, ohne einzugreifen.

Ohne künstlerischen Anspruch

Wie Sie sich beim Malen nicht durch einen künstlerischen Anspruch unter Druck setzen lassen sollten, so sollten Sie Ihr Bild jetzt auch nicht unter künstlerischen Aspekten betrachten. Sehen Sie es als Ausdruck Ihrer Gefühle an, der keinen Vergleich zuläßt. Im Idealfall waren Sie nicht nur beim Malen völlig versunken und ganz mit all Ihren Empfindungen beteiligt, sondern auch jetzt, da Sie Ihr Bild betrachten und es für sich »interpretieren«.

Vielleicht haben Sie aber auch das Bedürfnis, gleich ein neues Bild zu malen – tun Sie es! Legen Sie das alte Bild beiseite, ohne sich weiter mit ihm zu beschäftigen, und beginnen Sie von neuem. Vielleicht nimmt Ihr »Gespräch« mit den Farben eine andere Wendung – eröffnet Ihnen neue Perspektiven, führt Sie näher heran an Dinge, die Sie in irgendeiner Weise »schon immer« geahnt haben, klärt Unklarheiten und hilft Ihnen, zu sich zu finden. Vielleicht drängt sich eine völlig andere Farbe in Ihren Gesichtskreis und »spricht« nun Dinge aus, die zu hören Sie zuvor nicht bereit waren. Vielleicht wird Ihr Bild auch vielschichtiger, bunter, ohne an Harmonie zu verlieren – so erhellen sich auch in Ihrem Inneren Dunkelheiten und lassen mehr zu an Spiel und Farbe.
Geben Sie sich dem Malen völlig hin!

Unklares klärt sich

Träume malen

Neben dem spontanen Malen können Sie auch Ihre Träume malerisch in Farbe gestalten. Drücken Sie einen Ihrer nächtlichen Träume farbig in einem Bild aus, und meditieren Sie anschließend auf dieses Bild. Lassen Sie auch dabei Ihren Gefühlen, Gedanken, inneren Bildern freien Lauf. Wenn Sie möchten, können Sie Ihr Bild und das, was beim Malen in Ihnen vorgegangen ist, auch »kühl« und verstandesmäßig zu verstehen suchen. Fragen Sie sich, warum Sie eine bestimmte Farbe als Hauptfarbe Ihres Bildes gewählt haben.
Wenn es zum Beispiel die Farben der Rotskala sind, überprüfen Sie anhand der Tabelle (→ Seite 54) und der Beschreibung der Farbe Rot (→ Seite 33), welche der Bedeutungen tatsächlich auf Sie zutreffen; oder überlegen Sie, ob Ihr Bild konkrete Erlebnisse oder Erfahrungen Ihres Lebens widerspiegelt.

Meditieren Sie auf Ihr Bild

Zur Psychologie des Malens

Wenn Sie also mit Hilfe des Malens gezielt an Ihrer Selbsterkenntnis und Selbstfindung arbeiten möchten, sollten Sie Ihre Bilder bis auf den Grund zu verstehen und sich selbst in ihnen zu erkennen suchen. Hierzu empfiehlt es sich auch, jedes Bild mit dem Entstehungsdatum zu versehen und zu sammeln. So können Sie mögliche Veränderungen und Entwicklungen in Ihrem Selbstausdruck ablesen. Vielleicht bemerken Sie, daß sich die Farbigkeit Ihrer Bilder allmählich aufhellt, oder Sie nach und nach eine andere Farbe bevorzugen als zu Beginn Ihres Malens. Vielleicht wird Ihnen auch eine bestimmte Symbolik in Ihren Bildern verständlich, da über längere Zeit immer wieder ähnliche oder gleiche Motive auftauchen.

Führen Sie ein Tagebuch

Eine wertvolle Hilfe ist es, ein Tagebuch zu führen, in das Sie vor oder nach dem Malen für Sie wichtige Gedanken oder Erlebnisse eintragen. So können Sie Ihr Denken mit dem wortlosen Ausdruck Ihres Malens verbinden. Diese Arbeit kann Ihnen verdrängte Erlebnisse, Gefühle, die Sie vielleicht einmal sehr verletzt haben, oder auch Erkenntnisse wieder bewußt machen und Ihnen helfen, sie mit Ihrem Leben zu harmonisieren.

Über verdrängte Gefühle

Gerade jene verdrängten und von unserem Leben abgespaltenen Teile in uns sind »seelische Krankheitserreger« ersten Grades. Sie führen nicht nur zu seelischen Verstimmungen, deren Ursache wir in der Regel nicht finden können, sondern können auch, wenn sie unbeachtet bleiben, schwere körperliche Krankheiten nach sich ziehen. So wird zum Beispiel nach neuen wissenschaftlichen Erkenntnissen der Krebs als eine Krankheit erklärt, die in verdrängter Aggressivität, oft dem Partner gegenüber, ihre Ursache hat. Die Aggressionen, die in der Außenwelt in angemessener Form gelebt werden sollten, werden gegen sich selbst gewendet und finden auf der Ebene unkontrollierter Zellvermehrung, einer Tumorbildung also, ihren Ausdruck.

Solch ein Verstehen Ihrer Bilder kann Ihnen bei Ihrer Selbstheilung helfen, ist jedoch nicht unbedingt nötig. Der Prozeß des Malens und die daran anschließende Meditation auf das entstandene Bild bergen schon wirkungsvolle Heilkraft in sich.

Die Farb-Bedeutungen in der Übersicht

Ich möchte Ihnen in einer Tabelle die wichtigsten seelischen Ausdruckswerte der Farben zusammenstellen. Diese Tabelle kann natürlich nur allgemeine Hinweise zum Verständnis Ihrer eigenen Bilder und deren Farbigkeit bieten.

Zum Verständnis Ihrer Bilder

Jede Farbe weist von ihrem Ausdruckswert her eine »befreite« und eine »verzauberte« Form auf; das heißt, jede Farbe ist grundsätzlich polar und nicht eindimensional. In der befreiten Form kann der Farbausdruck sich voll entfalten, in der verzauberten Form ist er gehemmt.
Die aktive Beschäftigung mit der befreiten Form kann auch den Malenden befreien.
Wird eine Farbe im verzauberten Sinne benutzt, tritt sie oft weiß- und manchmal schwarzgebrochen auf. Hierbei darf aber nicht vergessen werden, daß eine Farbe, die nicht alleine für sich steht, sondern eine Nachbarfarbe besitzt, dadurch in ihrem Ausdruckswert beeinflußt wird.

Farbe	Ausdruck	Bedeutung
Gelb	befreit	Freiheits- und Unabhängigkeitsgefühl, intellektuelle und geistige Fähigkeiten, Heiterkeit, Kommunikationsstärke, Extraversion (nach außen gewandt)
	verzaubert	fehlende Erdung, einseitige Intellektualität, Verhaftung im Wunschdenken, Zwänge, Psychosen, fehlende Weite
Rot	befreit	Selbstvertrauen, guter Körperkontakt, gutes Körpergefühl, Lebendigkeit
	verzaubert	Kindlichkeit, Selbstübersteigerung, Anerkennungssucht, sexuelle Getriebenheit
Blau	befreit	Zufriedenheit, Ruhe, Introversion (nach innen gewandt), Demut, Fähigkeit zur Ein- und Unterordnung
	verzaubert	Abhängigkeit, Willensschwäche, unkontrollierte Gefühlsausbrüche
Schwarz	befreit	guter Kontakt mit dem Unbewußten und der eigenen weiblichen Seite, Selbstsicherheit, Integration (Annehmen) der eigenen dunklen Seite, Klarheit
	verzaubert	Machtstreben, Erstarrung
Weiß	befreit	Offenheit
	verzaubert	Naivität, Falschheit, verdrängte Aggressivität

Das Visualisieren

Bei dieser Methode erzeugen Sie willentlich ein inneres Bild und stellen sich eine Farbe vor Ihrem inneren Auge so deutlich wie möglich vor.

Ein inneres Bild sehen

Falls Sie zu den avisuellen Menschen gehören, zu jenen Menschen also, die nur mit großer Mühe ein inneres Bild sehen können, kann Ihnen die Farbvisualisierung, die auch Farbmeditation genannt wird, dennoch von Nutzen sein. Denn schon die Vorstufen zur Beherrschung der Visualisierung entwickeln heilende Kräfte. Es ist deshalb nicht wichtig, ob Sie die Farben »real« wie im Traum sehen, oder ob Sie sie nur denken. Die starke harmonisierende Wirkung des Farbvisualisierens stellt sich unabhängig von der Intensität Ihres Visualisierungsvermögens ein.

Es gibt auch Menschen, die geradezu spontan, ohne jede Übung Farben visualisieren können. Für diese Menschen sind Farbvisualisierungen natürlich sehr geeignet und wirksam.

So lernen Sie das Visualisieren

Am einfachsten erlernen Sie die Farbvisualisierung, wenn Sie sich einen farbigen Gegenstand – zum Beispiel Ihr blaues Auto oder ein rotes Buch – genau anschauen, dann die Augen schließen und sich diesen farbigen Gegenstand so deutlich wie möglich vorzustellen versuchen. Schließlich lassen Sie die Form des Gegenstandes sich auflösen und den Farbeindruck sich ausbreiten. Wichtigste Voraussetzung dafür ist es, daß Sie sich in einem Zustand ruhiger Konzentration befinden. Entspannen Sie sich also, bevor Sie zu visualisieren beginnen, machen Sie es sich bequem, »schalten« Sie für eine Weile »ab«; versuchen Sie schließlich, nur an diese eine Farbe zu denken. Wenn Sie genügend Ausdauer besitzen und regelmäßig – etwa zehn Minuten täglich – üben, wird sich das entsprechende Bild früher oder später von selbst einstellen.

Mehrere Farben visualisieren

Statt einer einzigen Farbe können Sie sich auch die Farben im Farbkreis (→ hintere Umschlaginnenseite) nacheinander – von Rot bis Purpur oder Rotviolett – vor Ihrem inneren Auge vorstellen. Ich empfehle diese Art der Farbvisualisierung von dem Zeitpunkt an, zu dem Sie eine Farbe deutlich visualisieren können. Dies kann bei manchen Menschen spontan nach einigen Tagen des Übens geschehen, anderen gelingt es erst nach zwei oder drei Monaten.

Übung: Den Farbkreis visualisieren

Wenn Sie die Abfolge der Farben auf dem Farbkreis visualisieren möchten, setzen Sie sich mit geschlossenen Augen am besten vor eine stärkere Lichtquelle, beispielsweise vor einen Punktstrahler. Im Freien wenden Sie Ihr Gesicht in einem für Ihre Augen erträglichen Winkel der Sonne zu.

Das von außen einfallende Licht hilft Ihnen, sich eine Farbe innerlich vorzustellen, da visualisierte Farben stets den Lichtfarben (→ Seite 44) nahestehen.

Beginnen Sie mit Rot

Während Sie also mit geschlossenen Augen bequem vor einer Lichtquelle sitzen, deren Licht leicht durch Ihre Augenlider scheint, werden Sie nach einiger Zeit ein leuchtendes Rot sehen. Versuchen Sie, das Rot vor Ihrem inneren Auge willentlich zu verändern: Lassen Sie es Gelb, Grün, Blau werden, oder wandern Sie den Farbkreis andersherum, und lassen Sie das Rot sich über Violett, Blau und Grün zu Gelb entwickeln. Für die Visualisierung der warmen Farben Rot, Orange und Gelb (→ Seite 15) mag es Ihnen helfen, Ihre Lider leicht zu öffnen; bei den kalten Farben Türkis, Blau und Violett (→ Seite 15) empfiehlt es sich, sie fester zu schließen.

Atmen Sie ruhig und regelmäßig

Spielen Sie schließlich mit den Farben im Farbkreis nach Ihren eigenen Vorlieben. Mischen Sie die Farben, lassen Sie sie ineinander übergehen und sich verändern. Es sollten dabei stets reine, klare, nicht durch Schwarz oder Weiß gebrochene Farben sein, da diese die höchste Heilkraft besitzen. Atmen Sie während der Übung ruhig und regelmäßig in Ihrem gewohnten Atemrhythmus.

Wenn Sie diese Farbkreisübung nur zweimal in der Woche zehn bis fünfzehn Minuten lang durchführen, werden Sie schon bald an innerer Klarheit gewinnen; zudem trägt diese Übung dazu bei, Ihre geistige, seelische und körperliche Gesundheit zu stabilisieren.

Visualisierung bei Beschwerden

Einzelne Farben zu visualisieren, empfiehlt sich vor allem bei akuten Beschwerden, oder wenn Sie ein bestimmtes Organ stärken möchten.
- Bei jeder Art von akutem Streß, sei es körperlicher, seelischer oder geistiger Streß, hilft die Visualisierung eines reinen Blaus.

Bei Kreislauf-störungen
- Bei allen Beschwerden des Kreislaufs wirkt die Visualisierung der Farbe Grün lindernd.
- Auch mit Hilfe der Farbe Rot können Sie Ihren Kreislauf anregen oder Ihren Blutdruck erhöhen; diese Farbe wirkt schneller als Grün, außerdem fällt es in der Regel leichter, Rot zu visualisieren.
- Bei Hauterkrankungen wird üblicherweise die Farbe Gelb empfohlen. Ich habe jedoch bessere Wirkungen festgestellt, wenn alle Regenbogenfarben – der Farbkreis also – nacheinander visualisiert werden.

Bei Einsamkeits-gefühlen
- Bei allen depressionsartigen Zuständen und bei Einsamkeitsgefühlen hilft die Visualisierung jeder warmen Farbe, also Gelb, Rot oder Orange. Je mehr Gelbanteile diese Farbe besitzt, desto aufmunternder wirkt sie. Orange als Wärmepol des Spektrums kann dem Menschen sowohl körperlich als auch seelisch ein tiefes Wärmegefühl vermitteln. Wenn Sie die Visualisierung einmal beherrschen, können Sie ohne jegliche Gefahr und Nebenwirkung mit solchen Farbvorstellungen experimentieren und arbeiten.

Die Farblichtbestrahlung

Regelmäßig durchführen

Die Farblichtbestrahlung gehört sicherlich zu den bequemsten Methoden des Farbheilens. Farblichtbehandlungen sollten in jedem Fall regelmäßig durchgeführt werden, da sonst die Wirkung vor allem bei akuten oder chronischen Beschwerden zu gering ist.
Sie setzen sich für höchstens 45 Minuten täglich einem bestimmten Farblicht aus. Was Sie währenddessen tun, ist ziemlich unerheblich: Sie mögen lesen, schreiben, sich hinlegen und entspannen oder auf die Farbe meditieren.
Wenn Sie bei der Farblichtbestrahlung kochen, geht übrigens ein Teil der Farblichtschwingung auf das Essen über, wodurch die Wirkung der Farblichtbestrahlung durch die Nahrungsaufnahme verstärkt wird.
Sie können die Wirkung der Behandlung auch dadurch steigern, daß Sie sich unbekleidet dem farbigen Licht aussetzen. Auf keinen Fall sollten Sie jedoch schwarze Kleidung tragen, da Schwarz alle Farben schluckt und Sie regelrecht vom Farblicht abschirmt. Weiße Kleidung hingegen scheint verstärkend zu wirken, da Weiß eine hohe Durchlässigkeit für Farblicht und Farbschwingungen aufweist.

Das brauchen Sie für die Praxis

Lassen Sie sich beraten

Wichtig: Bei allen Materialien, die Sie für die Farblichtbestrahlung benutzen, lassen Sie sich bitte über deren Qualität und gefahrlose Verwendbarkeit von einem Fachmann oder im Fachhandel beraten! Schadhafte elektrische Geräte, Glühbirnen, Stromkabel oder hitzeunbeständige Folien können zu Unfällen und Verletzungen führen.

Als Vorrichtung zur Farblichtbehandlung genügt eine mit der entsprechenden Farbe gefärbte Glühbirne, die als einzige Lichtquelle den Raum beleuchtet. Das einfachste ist die Benutzung der im Fachhandel erhältlichen Tauchfarben für Glühbirnen. Sie können auch andere glashaftende Farben verwenden, wobei Sie allerdings damit rechnen müssen, daß diese Farben auf die Dauer durch die Hitzeeinwirkung der Glühbirne abblättern.

Künstliches Farblicht

Für die hier beschriebene Farblichtbehandlung empfehle ich eine normale 75-Watt-Glühbirne, die Sie zweimal in die entsprechende Farbe tauchen. Wenn Ihnen das durch eine Glühbirne erzeugte Licht zu schummrig ist, können Sie mit mehreren Glühbirnen arbeiten.
Sie brauchen sich in der Behandlung dem Lichtstrahl nicht direkt auszusetzen; es reicht, wenn Sie sich in einem farbig beleuchteten Raum aufhalten. Da zu starke Sonneneinstrahlung die Wirkung der gefärbten Glühbirnen erheblich herabsetzen würde, führen Sie die Behandlung vorzugsweise in einem abgedunkelten Raum oder nachts durch.
Für eine örtlich begrenzte Bestrahlung – zum Beispiel bei entzündeten Wunden – benutzen Sie am besten einen in die von Ihnen gewählte Farbe getauchten Punktstrahler von 100 Watt.
Außer mit Tauchfarben können Sie auch mit hitzebeständigen Farbfolien arbeiten, die Sie vor die Lichtquelle schieben. Hitzebeständige Folien können zum Beispiel an den Schirm der Schreibtisch- oder einer anderen Lampe geklebt werden. Die Folien sollten unbedingt hitzebeständig sein, da eine 75 oder 100 Watt-Glühbirne innerhalb kürzester Zeit derart hohe Temperaturen erzeugt, daß jede andere Folie meist bei Absonderung gesundheitsgefährdender Gase verschmilzt oder verbrennt. Geeignete Farbfolien sind jedoch nicht billig; Sie erhalten sie im Beleuchtungsfachhandel. Auch gibt es im Fachhandel Lampen mit kompletten Sets von Farbfiltern zu kaufen.

Natürliches Farblicht

Sie können auch mit natürlichem Farblicht arbeiten, indem Sie Prismen verwenden. Dies hat allerdings den Nachteil, daß Sie mit Streulinsen eine einzelne Farbe nur sehr schwer großflächig erzeugen können.

So führen Sie die Bestrahlung aus

Für finger- bis daumenbreite Areale, wenn Sie beispielsweise eine Wundverletzung der Haut behandeln wollen, eignet sich das Prisma sehr gut. Sie brauchen keineswegs einen sonnigen, klaren Tag, um mit dem Prisma Farblicht zu erzeugen – das Licht eines »normal« hellen Tages reicht in der Regel dafür aus.
Um sich allgemein gesund zu erhalten, können Sie mit dem durch das Prisma farbig gebrochenen Licht morgens, bevor Sie sich anziehen,

einmal kurz Kopf, Brust und Unterkörper bescheinen lassen. Bewegen Sie sich dazu mit den entsprechenden Körperteilen in den Strahlengang des farbig gebrochenen Lichts.

Über die Behandlungsdauer

Wenn Sie mit künstlichem Farblicht arbeiten, sollten Sie sich einmal am Tag für insgesamt 30 Minuten den drei Grundfarben – je Farbe etwa 10 Minuten – nacheinander aussetzen. Möchten Sie nach der Behandlung aktiv sein, beginnen Sie mit Blau und enden mit Gelb; wollen Sie sich beruhigen oder nach der Behandlung schlafen, beginnen Sie mit Gelb und enden mit Blau; die Farbe Rot steht in beiden Fällen in der Mitte. Falls die Farblichtbestrahlung mit reinem Rotlicht unangenehm auf Sie wirkt, weil Sie unruhig und nervös werden, verwenden Sie statt Rot das viel wärmere Orange.

Bestrahlung des Badewassers

Erst nach der Bestrahlung baden

Eine sehr wirkungsvolle und angenehme Farblichtbehandlung besteht in der Bestrahlung des eingelaufenen Badewassers mit Farblicht. Wählen Sie entsprechend Ihrer Beschwerde oder Ihres Gefühlszustandes eine der drei Grundfarben, und bestrahlen Sie mit ihr das Badewasser – bevor Sie hineinsteigen! – für etwa 10 Minuten. Das Wasser wird so zur Trägersubstanz der Farbschwingung (→ Seite 12).
Wichtig: Bringen Sie die elektrische Lichtquelle auf keinen Fall mit dem Badewasser in Berührung!
Vor allem blau bestrahlte Bäder mit Lavendelzusatz wirken äußerst beruhigend und helfen bei Schlafstörungen. Mit der Farbe Gelb bestrahlte Bäder wirken anregend und aufmunternd, vor allem dann, wenn Sie Rosmarin-Badeessenz dazugeben. Ein gelb bestrahltes Rosmarinbad empfiehlt sich sehr bei depressiven Verstimmungen.

Ich möchte Sie noch auf einen weit verbreiteten Irrtum in bezug auf die Farblichtbestrahlung aufmerksam machen: Es ist nicht die Wärme, die heilend wirkt – dann wäre es unerheblich, mit welcher Farbe Sie arbeiten –, sondern die Schwingung des Farblichts. Anders könnte schlecht erklärt werden, warum unterschiedliche Farben verschiedene Wirkungen aufweisen.

Die Kleidung

Wenn Sie sich entschließen, sich mit Farben zu heilen, sollten Sie die Wirkung der von Ihnen gewählten Methode durch die entsprechende Kleiderfarbe unterstützen. Die Farbe der Kleidung, vor allem der Unterwäsche, weist allein schon deshalb eine große Wirkung auf, weil wir uns beständig und lange mit ihr in Kontakt befinden. Wenn Sie zum Beispiel die Frühjahrsmüdigkeit mit Hilfe von Rotlichtbestrahlungen lindern möchten, hilft es sehr, wenn Sie zusätzlich rote Unterwäsche und rote Strümpfe tragen. Rote und orange, auch gelbe Unterwäsche unterstützt die Behandlung von Depressionen.

Über die Wirkung auf andere

Die Farben, die Sie sichtbar tragen, beeinflussen Sie sowohl direkt als auch indirekt. Sie wirken zum einen auf Sie, zum anderen auf andere Menschen, die Sie treffen und die sich gemäß Ihrer Farbausstrahlung Ihnen gegenüber verhalten.

Jeder weiß beispielsweise, daß die Farbe Schwarz einen Menschen vor ungewollten Umwelteinflüssen abschirmt, da diese Farbe – wie auch die Farbe Weiß – eine Ausstrahlung von Autorität und Unnahbarkeit erzeugt. Dieser Wirkung waren sich auch die Menschen im Mittelalter bewußt: Früher trugen Adel und Klerus die durch die Wappenfarben und Kirchenvorschriften festgelegten bunten Farbkombinationen, während das Volk meist ungefärbte oder erdfarbene Stoffe trug. Als mit dem Aufkommen des Bürgertums bei der Stadtbildung im Mittelalter die Bürger sich farblich als dritte Kraft absetzen wollten, blieben ihnen die Farben Schwarz und Weiß, die heute noch als elegante, vornehme Kleiderfarben angesehen werden.

Über den Einfluß der Mode

Die Farbe der Kleidung wird nicht unerheblich durch die Mode beeinflußt; und auch wenn die Mode diktiert, was für den Einzelnen nicht paßt, so kann sie unter anderem, trotz aller ökonomischen Interessen, als kollektiver Versuch der Selbstheilung gewertet werden. Wer jede farbliche Mode mitmacht, muß dafür zwar viel Geld ausgeben, aber er nimmt so auch einmal alle Farben an sich wahr. Dies kann, falls es bewußt geschieht, zu einer tiefen Kenntnis der Farbwirkung auf sich selbst führen.

Gelb lädt ein zum Gespräch

Kommunikationsschwachen Menschen rate ich zu Gelbtönen als Kleiderfarbe – Gelb ist nicht umsonst die Symbolfarbe der Post, des größten Kommunikationsträgers in unserer Gesellschaft. Wer zum Beispiel mit einem gelben Pullover durch die Welt geht, schafft sich schon allein dadurch viele Möglichkeiten zu Gespräch und Austausch mit anderen. Sie können dies leicht selbst einmal ausprobieren.
Ein dunkelblauer Pullover dagegen wirkt neutral und unauffällig, was nicht zuletzt daran liegt, daß Blau die Lieblingsfarbe der meisten Erwachsenen unseres Kulturkreises ist (38 Prozent aller Altersgruppen sehen Blau als ihre Lieblingsfarbe an, gefolgt von Rot mit 20 Prozent und Grün mit 12 Prozent).
Wer sich rot kleidet, wird immer lebendig wirken und eine gewisse Jugendlichkeit ausstrahlen.

Die Farbumgebung

Unsere tägliche Farbumgebung, die einen so überaus großen Einfluß auf unser Befinden hat, wird in der Regel weitaus weniger bewußt gewählt als die Farbe der Kleidung. Ich halte dies für unberechtigt, da durch die bewußte Gestaltung der täglichen Farbumgebung mit wenig Aufwand große Heilerfolge erzielt werden können. Bei der Farbgestaltung der Wohn- und Arbeitsumgebung wirkt die Farbe nicht nur dadurch, daß wir sie sehen, sondern die Farbe wirkt vor allem durch die Schwingungen, die sie aussendet (→ Seite 12).
Wichtig ist es außerdem, auf welche Farbe wir morgens und abends unseren ersten beziehungsweise letzten Blick richten. Sehen wir ein Blau, wirkt diese beruhigende Farbschwingung sogleich auf uns. Wenn Sie sich, wie hier vorgeschlagen, mit einer Farbe in Ihrer Umgebung heilen und/oder innerlich festigen möchten, sollten Sie jedoch bedenken, daß Sie mit der einmal gewählten Farbe über längere Zeit leben müssen. Falls Sie gewohnte Einstellungen dauerhaft ändern wollen, eignet sich diese Art des Farbheilens sehr. Wollen Sie zum Beispiel aktiver und kreativer werden oder ruhiger und entspannter, ist die entsprechende, farbliche Gestaltung Ihrer Umgebung eine einfache Hilfe. Für kurzfristige Hilfe bei akuten Beschwerden oder einem vorübergehenden Stimmungstief eignet sich diese Methode nicht – Sie können kaum alle paar Tage Ihre Wohnung oder Ihren Arbeitsplatz farblich umgestalten.

Gewohnte Einstellungen ändern

Eine wirkungsvolle »Methode«

Einige Fachleute behaupten, daß diese Art des Farbheilens die älteste sei. Als Beleg führen sie Nebengebäude der großen Pyramide von Gizeh an, in denen einfarbige Räume für die Heilung benutzt worden seien. Ob dies wirklich der Fall war, ist schwierig nachzuweisen. Aus der Neuzeit wissen wir, daß Goethe und der französische Maler Henry Matisse einfarbige Räume in ihren Häusern einrichteten. Matisse ging sogar soweit, gelbes Porzellan für seinen völlig in Gelb gehaltenen Raum anfertigen zu lassen. Goethe war nicht so extrem: Im blauen und roten Zimmer seines Hauses in Weimar waren Blau beziehungsweise Rot lediglich die Farben der Tapeten.

Der Einfluß ist erheblich

Der Einfluß der vorherrschenden Farbe eines Raumes auf denjenigen, der sich in ihm aufhält, ist erheblich. Beispielsweise wirkt ein Raum mit einer blauen Wand nicht nur größer, als er tatsächlich ist, er übt auch einen beruhigenden Einfluß auf die Menschen aus, die in ihm leben. Es gibt viele wissenschaftliche Untersuchungen zur Kälteempfindung in einfarbigen Räumen. Ein Standard-Experiment zeigt, daß bei einer Raumtemperatur von 18° Celsius ein in Gelb oder Orange gehaltener Raum von fast allen Menschen unserer Kultur als angenehm warm empfunden wird; ein blauer Raum hingegen wird bei gleicher Temperatur als eiskalt bewertet. Aus psychologischen Experimenten weiß man, daß zum Beispiel lindgrüne Räume sehr beruhigend wirken, während sich in roten Räumen kein Mensch freiwillig länger als 15 Minuten aufhält. Durch die »geballte Kraft« einer einfarbigen Farbumgebung werden vor allem die Wirkungen der Farbe auf die Seele verstärkt.

Vor allem die Seele wird angesprochen

Eine Wahrnehmungsübung

Da Sie vermutlich kein einfarbiges Zimmer besitzen, möchte ich Sie zu einer Wahrnehmungsübung anregen, die zu einem vergleichbaren Effekt führen kann wie der Aufenthalt in einem einfarbigen Raum. Mit Hilfe dieser Übung können Sie auch bemerken, wie wichtig es ist, die Farben Ihrer Wohnumgebung speziell für sich auszusuchen.

Nehmen Sie nur rote Dinge wahr

Schauen Sie sich jetzt in Ihrem Zimmer um, entspannen Sie sich, und versuchen Sie, nur die roten Gegenstände – oder die gelben oder die blauen – in Ihrer Umgebung deutlich wahrzunehmen. Halten Sie diese Wahrnehmung für etwa drei Minuten. Lösen Sie Ihre einseitige optische Einstellung wieder, und entspannen Sie sich.
Daß Sie hauptsächlich die roten, gelben oder blauen Gegenstände in Ihrer Umgebung wahrnehmen, ist ein Akt des Willens: Sie sagen sich immer wieder, daß Sie nur diese eine Farbe bewußt wahrnehmen möchten; die anderen Farben verschwinden als bunte Farben in den Bereich, in dem Sie nur verschwommen wahrnehmen. Beobachten Sie

genau, wie es auf Sie wirkt, nur alle roten, alle gelben oder alle blauen Gegenstände im Raum wahrzunehmen. Bei welcher Farbe fühlen Sie sich angenehm und ausgeglichen? Welche Farbe regt Sie auf und macht Sie nervös?

Gestaltung des Wohn- und Arbeitsbereichs

Empfehlungen

Wenn Sie zu Nervosität und Unruhe neigen, brauchen Sie viele kalte Farben in Ihrer Wohn- und Arbeitsumgebung. Führen Sie die gerade durchgeführte Übung immer wieder durch, indem Sie die kalten Farben Blau, Türkis und Violett in Ihrer Umgebung wahrnehmen.
Neigen Sie hingegen eher zu Niedergeschlagenheit, Antriebsschwäche und depressionsartigen Zuständen, sollten Sie sich mit möglichst vielen warmen Farben wie Gelb, Rot oder Orange umgeben. Führen Sie die vorgeschlagene Übung am besten täglich mit einer Farbe des Rot-Gelb-Bereichs durch.
Um Ruhe, Frieden und Harmonie in der eigenen Wohn- und Arbeitsumgebung zu erzeugen, empfehlen sich grundsätzlich Grün- und Blautöne. Für geistige und kreative Arbeit eignen sich vorzüglich Gelbtöne; Orange erzeugt eine warme Behaglichkeit, wie übrigens auch ein mattes Schwarz, das auf große Flächen aufgetragen wird. Ein Lind- oder Gelbgrün als Farbumgebung kann Harmonie und Kreativität gleichermaßen vermitteln. Denn Grün als mittlere Farbe des Spektrums, dem astrologischen Prinzip der Waage zugeordnet, verbindet die Farbe des Lichts (Gelb) und die der Finsternis (Blau) miteinander.

Farbige Lebensmittel

Zu selten achten wir auf die Farbe der Lebensmittel, die wir zu uns nehmen. Mit jedem Essen und Trinken nehmen wir jedoch auch bestimmte Farben in uns auf, die durch ihr besonderes Schwingungsmuster auf uns wirken.

Um sich widerstandsfähig und gesund zu erhalten, genügt es oft schon, regelmäßig Lebensmittel in allen Grundfarben zu sich zu nehmen.

Daß hierbei natürlich auch die Qualität der Lebensmittel eine wichtige Rolle spielt, bedarf nicht der besonderen Ausführung.

Die heilende und harmonisierende Wirkung von biologisch hochwertiger Nahrung können Sie dadurch verstärken, daß Sie auch die Farben dieser Nahrungsmittel in einem ausgewogenen Verhältnis wählen.

Vier wichtige Farben

Es gibt vier Farben, die wir für unser Wohlergehen brauchen: Grün, Rot, Blau und Gelb.

Blau ist in unserer Nahrung fast immer unterbetont. Wir finden zwar in nur wenigen Nahrungsmitteln wie in Pflaumen, Weintrauben, Rotkohl, Johannis- und Blaubeeren die blaue Farbe; aus ganzheitlicher Sicht gesehen bedeutet dies aber, daß wir im allgemeinen zu wenig Nahrung für unsere Seele aufnehmen. Dabei ist es sehr einfach, einen Ausgleich hierfür zu schaffen: Hin und wieder einen Blaubeerjoghurt zu essen, kann schon dazu beitragen, den »Blauhunger« unserer Seele zu befriedigen.

»Das Auge ißt mit«

Es gibt auch den Spruch: »Das Auge ißt mit«. Wenn also das Auge beim Essen genügend angeregt wird, kann der gesamte Organismus die aufgenommene Nahrung besser verwerten. Haben Sie nicht auch schon bemerkt, daß Sie sich nach einem bunten Essen meist fröhlich und oftmals auch leicht fühlen?

Einige Farbheiler helfen bei der Nahrung mit Lebensmittelfarben nach, was ich jedoch ablehne, da unser Körper schon genug mit Chemikalien belastet ist. Meines Erachtens wirkt nur die ursprüngliche, natürliche Farbe der Nahrung. Allerdings kann durch eine Farblichtbestrahlung die farbliche Qualität von Lebensmitteln erhöht werden (→ Seite 58).

Während bei anderen Methoden des Farbheilens oft über längere Zeiträume nur mit einer bestimmten Farbe gearbeitet wird, sollten Sie

Eine ausgeglichene Mischung

bei den Lebensmitteln stets auf eine mehr oder weniger ausgeglichene Mischung der Grundfarben und Grün achten. Nur in seltenen Fällen empfiehlt sich eine einzige Farbe, meist die Farbe Rot wie bei Erd- und Johannisbeeren, Tomaten oder Rote Bete. Menschen, die zu depressiven Verstimmungen neigen, sollten immer darauf achten, genügend rote Lebensmittel zu sich zu nehmen und sich vom reinen Weiß möglichst fernzuhalten. Wenn es der dunklen Zeit des Winters entgegengeht, spenden gerade das Dunkelblau und das Schwarz der späten Beeren und Früchte ein aufmunterndes Lebenselixier.

Edelsteine

Seit Urzeiten schreiben die Menschen Steinen eine besondere heilende und magische Wirkung zu. In Mekka, der heiligen Stadt des Islam, wird ein schwarzer Stein – ein Meteorit – als Heiligtum verehrt; dieser Stein wurde allerdings schon in vorislamischer Zeit verehrt. Im Mittelalter wurden die Edel- und Halbedelsteine nur ihrer Farbe nach geordnet, unabhängig von ihrer Kristall- oder Oberflächenstruktur. Der berühmte mittelalterliche Begriff »Carbunculus« bezeichnet beispielsweise alle roten Steine.

Nur die Farbe wirkt

Auch heute noch sind fast alle Farbheiler der Ansicht, daß ausschließlich die Farbe des Steins Träger seiner Kraft ist. Die heilende Wirkung der Edelsteine wird also immer durch deren Farbschwingung hervorgerufen, die durch die besondere Kristallstruktur der Steine – im Gegensatz zu anderen Stoffen – vergrößert wird.

Der Begründer der Anthroposophie, Rudolf Steiner, geht davon aus, daß in den Edelsteinen die Urgeschichte unseres Planeten verschlüsselt gespeichert ist, und daß, wollen wir uns mit den Urkräften des Lebens vertraut machen, wir uns mit diesen Steinen und ihren Farben beschäftigen sollten.

Päpste, Kaiser und der gesamte Adel sowohl im Orient als auch im Okzident nahmen im Mittelalter pulverisierte und in Wein aufgelöste Edelsteine zu sich, um durch deren Farbwirkung Gemüts- und andere Krankheiten zu heilen.

Äußerliche Anwendung

Heute ist es nicht üblich, Steinpulver als Medizin einzunehmen. Vielmehr heilen wir heute mit der Farbe der Steine nur durch äußerliche Anwendung. Diese Heilweise ist einfach durchführbar, und es bestehen keine Gesundheitsrisiken, die sich bei der Einnahme von Edelsteinpulver ergeben könnten – nicht wenige mittelalterliche Adlige und Päpste starben an jener Farbheilmethode.

Eine Tabelle soll Ihnen zunächst die wichtigsten der für das Farbheilen gebräuchlichen Steine aufzeigen.

Farbe	Edelstein
Gelb	Citrin, Bernstein, Topas, Tigerauge
Rot	Rubin, Granat
Blau	Lapis-Lazuli, Aquamarin
Schwarz	Onyx, Hämatit
Weiß	Diamant, Bergkristall, Zirkon

Diese Steine brauchen nicht viel größer zu sein als ein Fünf-Pfennig-Stück. So läßt sich auch ihre Heilkraft besser dosieren: Sie können zum Beispiel mit nur einem Stein Ihre Arbeit beginnen, und dann nach Gefühl, wenn Sie keine oder nur eine geringe Wirkung spüren, einen weiteren in der gleichen Farbe dazunehmen.

Anwendung der Edelsteine

Sie können die Steine beim Farbheilen in zweierlei Weise verwenden:

Bei körperlichen Beschwerden

• Bei Überenergetisierung bestimmter Körperstellen wie bei Koliken, Krämpfen, Entzündungen können Sie die überschüssige Energie entweder mit Hilfe eines weißen Steins – eines Bergkristalls etwa – abziehen. Sie haben dabei das Gefühl, als würde der Stein die Energie gewissermaßen aufsaugen. Oder Sie beruhigen die entsprechende Stelle mit einem blauen Stein, wobei dieser Stein jedoch ein reines Blau ohne Einschlüsse aufweisen sollte.
In beiden Fällen legen Sie die Steine so nah wie möglich an den Krankheitsherd. Lassen Sie sie für etwa eine halbe Stunde dort liegen.
• Bei Unterenergetisierung benutzen Sie einen roten Stein, den Sie zu Beginn der Behandlung nicht länger als 15 Minuten auf die betroffene Stelle legen. Wenn Sie die Wirkung des Steins einschätzen können, bleibt es Ihnen überlassen, die Behandlungsdauer zu erhöhen.
In beiden Fällen sollten Sie die Farbwirkung der Steine dadurch verstärken, daß Sie regelmäßig die entsprechende Farbe visualisieren oder zumindest Kleidung in dieser Farbe bevorzugen.

Beachten Sie bitte	Eine Farbheilung mit Edelsteinen, die mit einer Farblichtbestrahlung verbunden wird – zum Beispiel zur Anregung eines Organs mit Hilfe warmer Farben –, ist jedoch nicht empfehlenswert. Sie könnten sich dabei leicht überaktivieren und unruhig und nervös werden. Vor allem die Farbe Rot sollten Sie vorsichtig verwenden. Wenn Sie sich dennoch einmal überaktiviert haben, können Sie die überschüssigen Energien durch lauwarmes Duschen oder durch Auflegen eines Bergkristalls leicht ableiten. Sie können auch kleine Steine über Nacht unter das Kopfkissen oder unter das Bett legen. Die farbliche Wirkung der Steine wird verstärkt, wenn Sie in gleichfarbiger Bettwäsche schlafen.
Zur seelischen Anregung	Lebensfreude und Tatkraft werden vor allem durch die roten Steine Rubin und Granat hervorgerufen; beide fördern durch ihr intensives Rot auch sexuelle Ansprechbarkeit und Ausstrahlung. Ruhe, Frieden und harmonische Energien geben alle blauen Steine, wobei der Aquamarin zur Besinnung führen und die Meditation fördern kann. Wenn Sie allgemein Ihre geistig-seelische und körperliche Gesundheit kräftigen möchten, empfiehlt sich vor allem der Bergkristall. Geistige Entspannung wird hauptsächlich von rein gelben Steinen gefördert.
Achten Sie auf Qualität	Wenn Sie mit Edel- oder Halbedelsteinen arbeiten wollen, achten Sie beim Kauf der Steine darauf, daß sie eine reine, klare Farbe aufweisen. Der jeweilige Stein sollte auch immer seine natürliche Farbe haben und nicht gebrannt sein. Es ist heute leider üblich, den relativ billigen, violetten Amethyst durch Brennen in einen teuren, gelben Citrin zu verwandeln. So kann auch der gelbe Zirkon durch Erhitzung auf 850 °C bis 1000 °C unter Zufuhr von Luft durchsichtig gemacht werden. Von der Benutzung bestrahlter und gebrannter Steine rate ich ab. Wenn Sie den Stein als Schmuck tragen, achten Sie darauf, daß er Ihre Haut berührt. Die Steine sollten vor und nach ihrer Benutzung unter fließendem Wasser gereinigt werden. Sie können ihre Wirksamkeit erhöhen, wenn Sie sie danach fünf bis sechs Stunden lang in der Sonne trocknen lassen. Den blaugrünen Türkis dürfen Sie jedoch nicht der Sonne aussetzen; er gehört zu den wenigen Steinen, die keine Sonneneinstrahlung über längere Zeit vertragen.

Zum Abschluß

Folgen Sie Ihrer Intuition

Wie Sie gesehen haben, ist die praktische Auseinandersetzung, der schöpferische Umgang mit Farben eine sehr sanfte Form des Heilens; sie läßt sich auch gut verbinden mit anderen Heilmethoden, beispielsweise der ähnlich sanften Heilweise mit homöopathischen Mitteln. Wenn Sie im Umgang mit Farben Erfahrung gewonnen haben, brauchen Sie sich nicht mehr genau an die in diesem Buch angegebenen Anwendungsabläufe oder -zeiten zu halten, da das Farbheilen sonst zu einem äußerlichen Ritual verfremdet und dadurch unwirksam würde. Sie können vielmehr Ihrer Phantasie freien Lauf lassen, Ihrer Intuition folgen.

Legen oder setzen Sie sich einmal ruhig hin, und warten Sie ab, was Ihr Körper Ihnen mit Farben zu tun rät. Er weiß oft besser als Ihr Verstand, was Sie brauchen, was Ihnen guttut. Versteigen Sie sich nicht in zu große Anstrengungen, wenn der Erfolg einer Methode sich nicht Ihren Erwartungen gemäß einstellt. Der Grund für Anstrengung ist meistens die Angst vor dem, was ohne unser Zutun von selbst geschieht. Betrachten Sie sich freundlich und verständnisvoll, und zwingen Sie sich nicht in die Heilung hinein – dem Heilen mit Farben ist jeder grobe Zwang fremd.

Liebevolle Aufmerksamkeit ist das Schlüsselwort. Sie führt Sie zu den richtigen Farben und zu dem für Sie gemäßen Umgang mit ihnen. Sie brauchen sich nur den Informationen, die Ihnen Ihr Körper gibt, und Ihrer Intuition vertrauensvoll hinzugeben. Auf diese Weise kann das Farbheilen zu einem Bestandteil Ihres Alltags, Ihres Lebens werden. Der bewußte Umgang mit Farben, verbunden mit dem intuitiven Hören auf Ihren Körper und Ihre Seele, kann Sie ohne große Anstrengung zu einem erfüllteren Leben führen.

Zum Nachschlagen

Sachregister

Abgespanntheit 44
Adel 20, 61, 68
Adstringens 41
Aggressivität 52, 54
Ägypter 34
aktive Methoden 45
akute Beschwerden 65
Alchimie 14, 27, 33
Amethyst 70
analytische Psychologie 48
Anämie 37
Anerkennungssucht 54
Anfälle, cholerische 30
Angst 11, 20, 26, 34, 40
Anima 33
Animus 33
Ansprechbarkeit, sexuelle 70
Anspruch, künstlerischer 50
Anthroposophie 15, 68
Antidepressivum 30
Antriebsschwäche 64
Aquamarin 69, 70
Aquarellblock 49
Aquarellfarben 44, 49
Arbeitsumgebung 45, 64, 65
archaische Kräfte 15
Ärger 30
Argwohn 40
Artemidor, Traumbuch des 40
Astrologie, klassische 27
Auge 9, 18, 20, 27, 28
Aura 13
Ausdruck der Seele 23
Ausdruck, männlicher 33
Ausgeglichenheit 64
Außenwelt 14, 18

Ausstrahlung 70
australische Eingeborene 33
Autorität 61
Azurblau 41

Babylon 21
Badewasser 60
Bauhaus 9, 15
Behaglichkeit 64
Belebung 33
Bergkristall 69, 70
Bernstein 32, 69
Beruhigung 33
Beschwerden 11
–, akute 57, 58, 65
–, chronische 58
Bestrahlung 58, 59, 60
Bettwäsche 70
Bewegung 17, 26
Bewußtsein 27
Bild, inneres 51, 55
Blau 16, 25, 26, 39, 48, 50, 54, 56, 64, 69
Blauskala 78, 79
Blaubeersaft 41
Blaufärbung 42
Blaulicht 41
Blut 33
Blutarmut 37
Blutdruck 32, 57
Bluterkrankungen 26, 37
Bluthochdruck 41
Blutkreislauf 36
Blutung 26
Blutvergiftung 37
Breugel, Pieter d.Ä. 34, 40
Buntstifte 44
Bürgertum 61

Caravaggio 40
Carbunculus 68
Chakra 29
Charakter 28, 36
Chemikalien 66
China, Kaiserfarbe 29
Choleriker 36, 37
cholerische Anfälle 30
Citrin 69
Citrinas 27
Citrusbäume 29

Demut 39, 50, 54
Denken, naturwissenschaftlich-analytisch 16
Depressionen 40, 57, 64
depressive Verstimmungen 30, 50, 60, 67
Diagnosemittel 48
Diamant 69
Disziplin 49
Dunkel 16

Edelsteine 68, 70
Egoismus 30
Eifersucht 30
Einsamkeitsgefühl 57
Energie 12, 13, 23, 28, 29, 30, 36, 41, 70
Entspannung 42, 50
Entwicklungsstufe 15
Entzündungen 26, 69
Erdfarben 29
Erkältung 11, 44
Erregung 9, 13
Erstarrung 54
Erzengel Gabriel 21, 27
Extraversion 54

Farbausstrahlung 61
Farbe des Adels 20
Farbe des Todes 34
Farbeindrücke 18, 55
Farbempfinden 14, 20
Farben, glashaftende 58
Farben, kalte 15, 64
Farben, warme 15, 64, 70
Farbenlehre 14, 15
Farbfilter 59
Farbfolien 45, 47, 59
Farbforscher 12
Farbgestaltung 45
– des Arbeitsbereichs 65
– des Wohnbereichs 65
Farbgestaltung des Arbeitsbereichs 65
Farbgestaltung des Wohnbereichs 65
Farbheilmethoden 44
Farbheilung 13, 48
farbige Tücher 47
Farbkreis 55, 56
Farblicht 59, 60
Farblichtbestrahlung 44, 45, 58, 59, 60. 66, 70
Farblichtschwingung 58
Farblichtschwingung von Nahrungsmitteln 58
Farbnuancierungen 78, 79
Farbschwingung 28, 60, 65, 68
Farbspektrum 36
Farbstifte 49
Farbsymbolik 21
Farbtücher 47
Farbumgebung 63, 65
Farbverläufe 78, 79

Ferne 16, 39
Feuer 26, 30
Fieber 26
Finsternis 17, 19, 40
Flächenfarben 44
Formen, befreite 53, 54
Formen, verzauberte 53, 54
Frau 28, 33
Freiheit 20, 27, 50
Freude 9
Freya 28
Fruchtbarkeit 33
Frühjahrsmüdigkeit 61
Frucht 9

Galenus 36
Gefühle 9, 11, 18, 19, 23, 51, 54
Geist 11, 18, 19, 26, 29
geistige Arbeit 64
Geiz 30
Gelb 16, 25, 26, 27, 48, 50, 54, 56, 64, 69
Gelbskala 50
Gelbung 27
Gemüt 18, 28
Gesamtbefinden 44
Gesundheit 36
Gift 40
Gimbel, Theo 12
Glaube 39, 40
Goethe 10, 14, 15, 18, 27, 28, 29, 30, 33, 34, 63
Gogh, Vincent van 28
Gold 30
Granat 38, 69, 70
Griechen 40
Griechenland, klassisches 28

griechische Klassik 17
Grundfarbe 17, 19, 20, 25, 48
Grün 19, 56, 64

Halbedelsteine, rote 38
Hämatit 69
Hämoglobingehalt 37
Harmonie 51, 64, 70
Haut 26, 32, 57
Heilen 11, 23, 24, 37
Heiterkeit 54
Herz 28
Hexensymbolik 21
hitzebeständige Farbfolien 59
Holunderbeersaft 41

Indigostrauch 42
innere Bilder 51
inneres Auge 20
Introversion 50, 54
Islam 68
Isolation, innere 27
Itten, Johannes 9

Jade 69
Jesaia 34
Johannes Itten 9
Jugendlichkeit 62
Jung, C. G. 21, 27

Kaiserfarbe Chinas 29
kalte Farben 15, 56, 64
Kälte 16, 32, 63
Kennfarbe der Prostitution 34
Kirche, christliche 21
Kirlian-Fotografie 13
Klarheit 54

Kleidung 29, 45, 61, 69
Klein, Yves 22, 48
Klerus 61
Klimakterium 42
Koliken 69
kollektives Unbewußtes 21
Kommunikation 27, 54, 61, 62
Konzentration 26, 55
Kopfschmerzen 42
Körper 11, 19, 26, 34
Körperbemalung 36
Körperreinigung 41
Kraft 15, 16, 33, 34, 36, 50
Krämpfe 42, 69
Krankheitserreger, seelische 52
Krappwurzel 38
Kreativität 30, 64
Krebs 52
Kreislaufbeschwerden 57
Kreislaufstörungen 37
Kristallstruktur 68
Kunst 21
Kurukulla 34

Lapis-Lazuli 69
Lebenselixier 67
Lebensenergie 36, 37
Lebensmittel 37, 66
Leber 32
Leonardo da Vinci 17
Licht 12, 15, 16, 19, 27, 32
Lichterketten 41
Lichtfarben 44
Liebe 20, 34
Lieblingsfarbe 19, 20, 62
Linderung von Ängsten 34
Linienperspektive 17
Luft 26

Machtstreben 30, 54
Magenschwäche 32
Malen 17, 48, 51, 52
Malzeug 47
Mann 28, 33
Mars 33
Märtyrer, christliche 34
Massagepraxis 42
Materie 28
Matisse, Henry 63
Meditation 20, 23, 24, 36,
 42, 44, 50, 51, 52, 55, 70
Mekka 68
Melancholiker 36
Menstruation 37
Merkur 21
Minderwertigkeitsgefühle 50
Mischfarben 49
Mitte, eigene 39
Mittelalter 21, 36, 61
Mode 29, 61
Mondrian, Piet 48
Moses 39
Muskeltest 46

Nähe 16
Nahrung 66
Naivität 54
Nase, verstopfte 37
Naturfarbstoff 29
natürliches Farblicht 59
Navaho-Indianer 21
negative Energie 30
Neid 30
Nervensystem 26, 30
Nervosität 26, 41, 64
Neumann, Erich 34
Newton, Isaac 12, 14

Niedergeschlagenheit 64
Nierenschwäche 32

Ocker 29, 33
Offenheit 54
Onyx 69
Orange 37, 64
Organismus 23, 30
Ott, Gerhard 18

passive Methoden 45
Pastellfarben 44
Philosophie, chinesische 28
Phlegmatiker 36
Pigment 38
Pigmentfarben 44
Planeten-Türme 21
Polarität 15, 53
Prellungen 42
Primärfarben 17
Prisma 12, 59
Prostitution, Kennfarbe der 34
Psychologie 15, 18, 28, 34,
 48, 51
Punktstrahler 56, 59
Purpurrot 20
Purpurschnecke 38

Regenbogen 12
Reinheit 17, 29
Reinigungseffekt 42
Renaissance 17, 21
Rheuma 42
Riedel, Ingrid 28
Rot 25, 26, 33, 48, 50, 54,
 56, 64, 69
Rotfärbung 38
Rotlichtbestrahlung 44, 61

Rotorange 36
Rotskala 50, 51, 78, 79
Rubin 38, 69, 70
Rückzug nach innen 50
Ruhe 50, 54, 64, 70

Safran 29
Sandmandalas 21
Sanguiniker 36, 37
Sanskrit 33
Schamlosigkeit 34
Schande 30
Scharfrichter, mittelalterliche 34
Schilddrüsenüberfunktion 30, 38
Schizophrenie 28
Schlaf 13
Schlafstörungen 11, 26, 41, 60
Schmuck 32, 70
Schönheitsempfinden 10
Schutzfarbe, magische 34
Schwäche 16
Schwarz 19, 34, 54, 69
Schwellungen 42
Schwingungen 12, 23, 44, 60
Schwingungsbereich 12
Schwingungsenergie 12
Schwingungsresonanz 13
Schwingungswert 10
Seele 11, 18, 19, 26, 48, 52, 66
Selbstfindung 51
Selbstausdruck 48
Selbstbewußtsein 50
Selbsterkenntnis 19, 51
Selbstheilung, kollektive 61
Selbstheilungskräfte 28

Selbstideal 20
Selbstübersteigerung 54
Selbstvertrauen 34, 54
Sinai 39
Sonne 12, 27, 70
Spektralfarben 12
Spiegel 46
Sprachgebrauch 15
Sprechen mit Farben 49
Stammeskultur 34
Stein, blauer 69
Stein, gelber 32, 69
Stein, roter 33, 69
Steiner, Rudolf 68
Steinpulver 68
Stoffwechsel 37
Strahlkraft 17
Streß 57
Streulinse 59
Strukturierung 49
Symbolik 17, 21, 23, 52
Synagoge 27

Tagebuch 52
Taoismus 28
Tapete, gelbe 32
Tatkraft 70
Tauchfarben 58
Teppiche, gelbe 32
Textilfarben, biologische 45
Tibet 40
tibetische Mandalas 21
Tiefe 17, 39
Tierkreiszeichen 27
Tigerauge 32, 69
Tod 9, 34, 36
Töne 9, 12, 23
Topas 32, 69

Träume 40, 51
Treue 39
Tuberculin 37
Tuberkulose 37
Tücher, farbige 47
Türkis 64, 70

Überaktivität 41, 70
Überenergetisierung 36, 38, 69
Übungen 19, 46
Umbra 29
Umwelteinflüsse 61
Unabhängigkeit 27, 50
Unbewußtes 17, 20, 21, 28, 54
Unnahbarkeit 61
Unruhe 64
Unterenergetisierung 37, 69
Unterwäsche 37, 61
Unwohlsein 20, 44
Urgeschichte 68

Verbrennungen 42
Verdauung 37
verdrängte Aggressivität 54
Vereinigung von Ferne und Tiefe 39
Vereinsamung 27
Verstand 9, 19
Verstimmungen, depressive 30, 50, 60, 67
Verstopfung 37
Verwundung 36
verzauberte Formen 53, 54
Violett 64
Visualisieren 36, 44, 55, 56, 69
Vitalität 36

Wahrnehmung 9, 63
Waidpflanze 42
Wandlungskräfte 33
warme Farben 15, 56, 64, 70
Wärme 16, 28, 36, 57
Wasser 26
Weiblichkeit 33, 54
Weiß 19, 44, 54, 69
weißer Raum 20
Weltsicht, alchimistische 14
Willensschwäche 54

Wohnumgebung 13, 45, 63, 64, 65
Wölffli, Kurt 28
Wucherungen, gutartige 41
Wunschdenken 54
Wut 30

Xanthosis 27

Yoga 29
Yogapraxis 42

zentrifugale Bewegung 17
zentripetale Bewegung 17
Zeus 39
Zikkuraten 21
Zimmer, einfarbiges 18
Zirkon 69
Zufriedenheit 50, 54
Zustände, depressions-
 artige 64
Zustände, meditative 20
Zwänge 54

Für Körper, Geist und Seele.
Ganzheitlich leben. Mit GU.

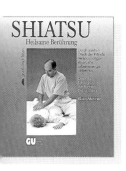
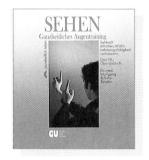
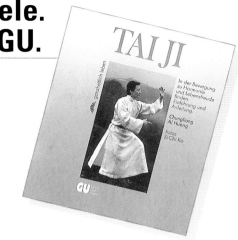
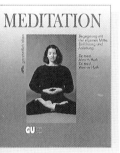
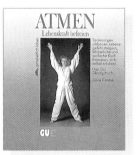
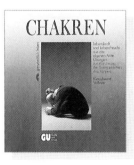
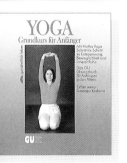
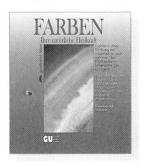
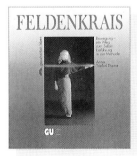

Der Weg zu Harmonie und Lebensfreude führt über ein neues Bewußtsein: Ganzheitlich leben – Körper, Geist und Seele in Einklang bringen. Diesen sinnvollen Weg gehen weltweit bereits Millionen von Menschen – und es werden täglich mehr, die zurückfinden wollen zur „inneren Mitte". Für sie hat GU die Reihe „Ganzheitlich leben" geschaffen: Übungsbücher, die neue Wege weisen; inhaltlich außergewöhnlich, optisch hochwertig. Paberback, 19,80/24,80 DM.

Mehr draus machen. Mit GU.

GU GRÄFE UND UNZER

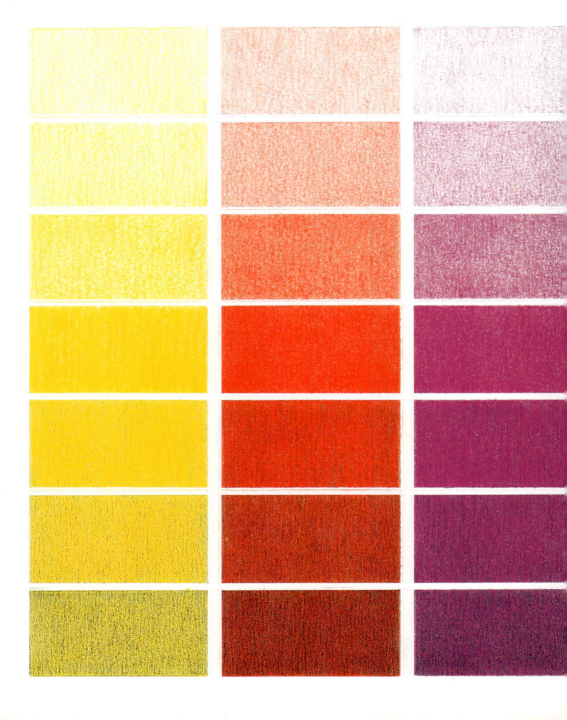

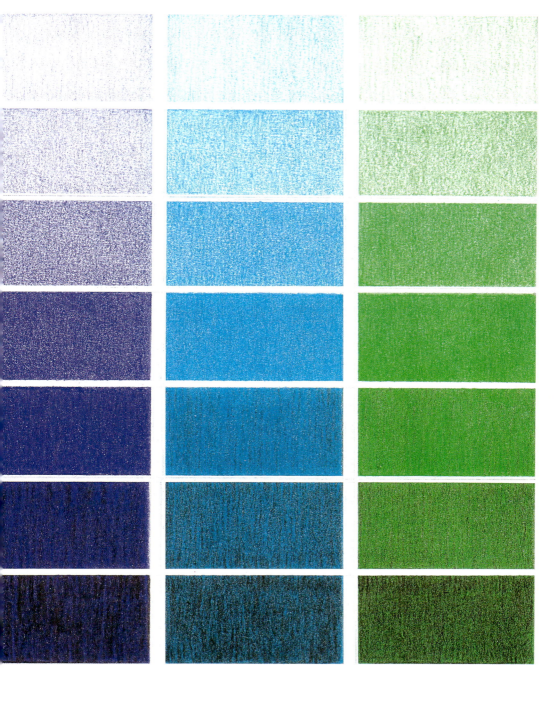

Bücher, die weiterhelfen

Gimbel, Theo, *Healing through colour*. Daniel publ., Saffron Walden.
Goethe, Johann Wolfgang von, *Farbenlehre*. Deutscher Taschenbuch Verlag (dtv), München.
Goethe, Johann Wolfgang von, *Faust I und II*. Aufbau Verlag, Berlin.
Griscom, Chris, *Heilung der Gefühle – Angst ist eine Lüge*. Goldmann Verlag, München.
Heller, Eva, *Wie Farben wirken*. Rowohlt Verlag, Reinbek.
Huth, Almuth und Werner, *Meditation*. Gräfe und Unzer Verlag, München.
Itten, Johannes, *Die Kunst der Farbe*. Ravensburger Verlag, Ravensburg.
Jacobi, Jolande, *Vom Bilderreich der Seele*. Walter Verlag, Freiburg.
Jung, Carl Gustav, *Gesammelte Werke, Band 12*. Walter Verlag, Freiburg.
Kraaz, Ingrid, Rohr, Wulfing von, *Die richtige Schwingung heilt*. Goldmann Verlag, München.
Kühn, Dieter, *Parzival*. Insel Verlag, Frankfurt a. Main.
Leadbeater, C.W., *Der sichtbare und der unsichtbare Mensch*. Bauer Verlag, Freiburg.
Leadbeater, C.W., Besant, Annie, *Gedankenformen*. Bauer Verlag, Freiburg.
Mallasz, Gitta, *Die Antwort der Engel*. Daimon Verlag, Zürich.
Neumann, Erich, *Die Große Mutter*. Walter Verlag, Freiburg.
Noll-Brinkmann, Christine, *Zur Sexualität der Farbe*. Kunstforum Bd. 107, April/Mai 1990.
Novalis (Friedrich von Hardenberg), *Heinrich von Ofterdingen*. Artemis Verlag, Zürich.
Riedel, Ingrid, *Farben in Religion, Gesellschaft, Kunst und Psychotherapie*. Kreuz Verlag, Stuttgart.
Riedel, Ingrid, *Bilder in Therapie, Kunst und Religion*. Kreuz Verlag, Stuttgart.
Schellenbaum, Peter, *Die Wunde des Ungeliebten. Blockierung und Verlebendigung der Liebe*. Kösel Verlag, München.
Steiner, Rudolf, *Gesundheit und Krankheit im Zusammenhang mit der Farbenlehre*. Steiner Verlag, Dornach.
Stumpf, Werner, *Homöopathie*. Gräfe und Unzer Verlag, München.
Stechow, Wolfgang, *Pieter Breugel der Ältere*. DuMont Verlag, Köln.
Steiner, Rudolf, *Das Wesen der Farben*. Steiner Verlag, Dornach.
Vollmar, Klausbernd, *Das Geheimnis der Farbe Weiß*. Bruno Martin Verlag, Südergellersen.
Vollmar, Klausbernd, *Das Geheimnis der Farbe Schwarz*. Bruno Martin Verlag, Südergellersen.
Vollmar, Klausbernd, *Chakren*. Gräfe und Unzer Verlag, München.

Adressen, die weiterhelfen

Wenn Sie Fragen haben oder sich für Seminare, Kurse, Vorträge zum Thema »Farbheilen« interessieren, wenden Sie sich bitte an folgende Adresse:

Klausbernd Vollmar
Cobblestones
Cley next the sea
Holt/Norfolk NR25 7 RE
Great Britain

Bitte nicht vergessen: Rückporto beilegen!